四周睡眠养成记

Sì Zhōu Shuìmián Yǎngchéng Jì

主审 王永炎 陆 林

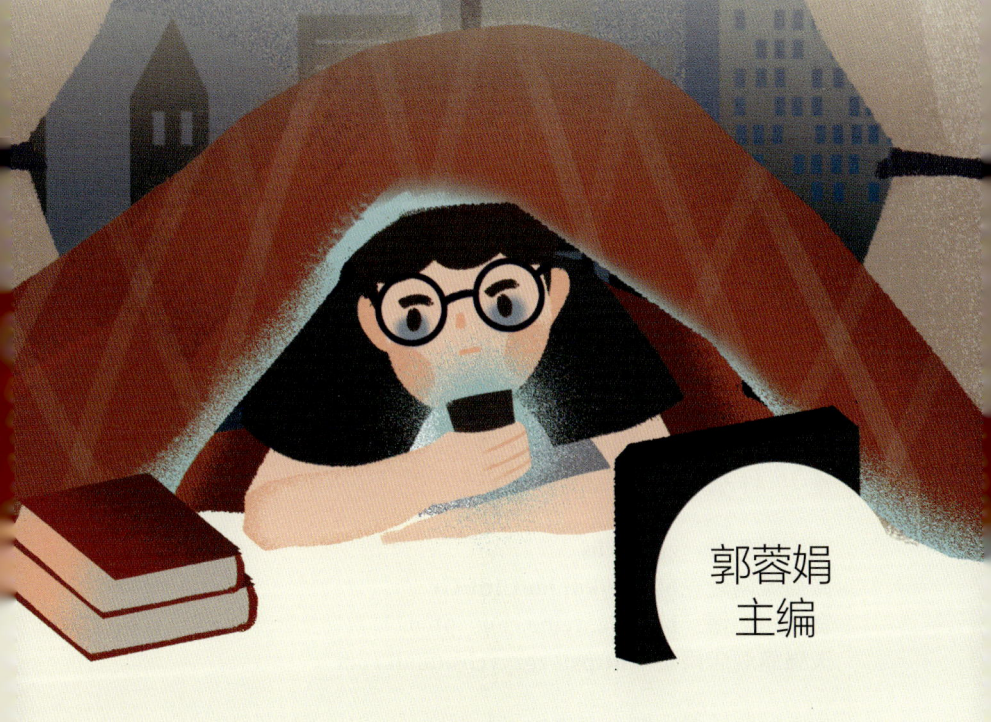

郭蓉娟 主编

北京

中国中医药出版社

图书在版编目（CIP）数据

四周睡眠养成记/郭蓉娟主编．
北京：中国中医药出版社，2025.7
ISBN 978-7-5132-5879-1

Ⅰ.①四… Ⅱ.①郭… Ⅲ.①失眠-中医治疗法
Ⅳ.① R277.797

中国版本图书馆 CIP 数据核字 (2019) 第 244033 号

中国中医药出版社出版
北京经济技术开发区科创十三街 31 号院二区 8 号楼
邮政编码　100176
传真　010-64405721
保定市西城胶印有限公司印刷
各地新华书店经销

开本 880×1230　1/32　印张 2.5　字数 60 千字
2025 年 7 月第 1 版　2025 年 7 月第 1 次印刷
书号　ISBN 978 – 7 – 5132 – 5879 – 1

定价 18.00 元
网址　www.cptcm.com

服 务 热 线　010-64405510
购 书 热 线　010-89535836
维 权 打 假　010-64405753

微信服务号　zgzyycbs
微商城网址　https://kdt.im/LIdUGr
官方微博　http://e.weibo.com/cptcm
天猫旗舰店网址　https://zgzyycbs.tmall.com

如有印装质量问题请与本社出版部联系（010-64405510）
版权专有　侵权必究

北京中医药薪火传承"新3+3"工程王永炎"三名"传承工作室

《四周睡眠养成记》编委会

主　审　王永炎　陆　林

主　编　郭蓉娟

副主编　邢　佳　王嘉麟　贺立娟

编　委（以姓氏笔画为序）
于　姚　北京市昌平区中西医结合医院
王嘉麟　北京中医药大学东方医院
卢天戈　清华大学玉泉医院
邢　佳　北京中医药大学东方医院
李　阳　首都医科大学附属北京中医医院
张胜利　北京市昌平区中医医院
苟　金　成都市第三人民医院
赵钟辉　山东大学齐鲁医院
贺立娟　北京中医药大学东方医院
袁清洁　清华大学玉泉医院
高　维　清华大学玉泉医院
郭凯航　厦门大学附属翔安医院
郭艳琴　北京市丰台中西医结合医院
郭蓉娟　北京中医药大学东方医院
翟微微　北京市昌平区中医医院

主编简介

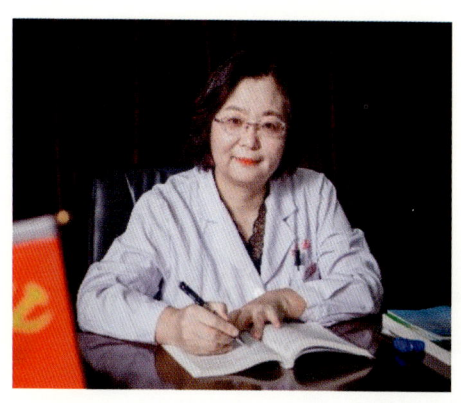

郭蓉娟，医学博士，主任医师，教授，博士生导师，博士后合作导师，北京中医药大学东方医院党委副书记，首都名中医，世界中医药学会联合会心身医学专业委员会会长，中华中医药学会心身医学分会第二届委员会主任委员，北京中医药学会心身医学专业委员会主任委员，中华医学会心身医学分会中西医结合组组长，擅长中西医结合、药物与心理结合综合防治心脑血管疾病、焦虑、抑郁、失眠、青少年情绪行为障碍、头痛、眩晕、记忆力减退、痴呆、癫痫、帕金森病、重症肌无力、多发硬化及肿瘤相关疲乏、失眠、抑郁等多种复杂疑难疾病。

前　言

　　睡眠是一味良药，可以缓解身体各个系统、器官以及精神上的疲劳，良好的睡眠有助于我们预防各系统疾病，并帮助我们将身体维持在一个相对健康的状态。而到了今天，失眠就像一场流感，你是不是也被感染了呢？是否有以下症状：总感觉睡得太少，睡眠质量很差，白天干什么都没精打采的，各种办法都尝试了，却是无能为力，深夜里的孤独和焦虑大概只有自己才会懂得。

　　我们希望用成功的案例告诉你，其实失眠并不可怕，打开这本小册子，重新认识失眠这个"老朋友"吧，和我们一起学习如何睡好觉。

　　每天睡前一个小故事，每天尝试一种新体验，四周时间给你一个全新的自我。

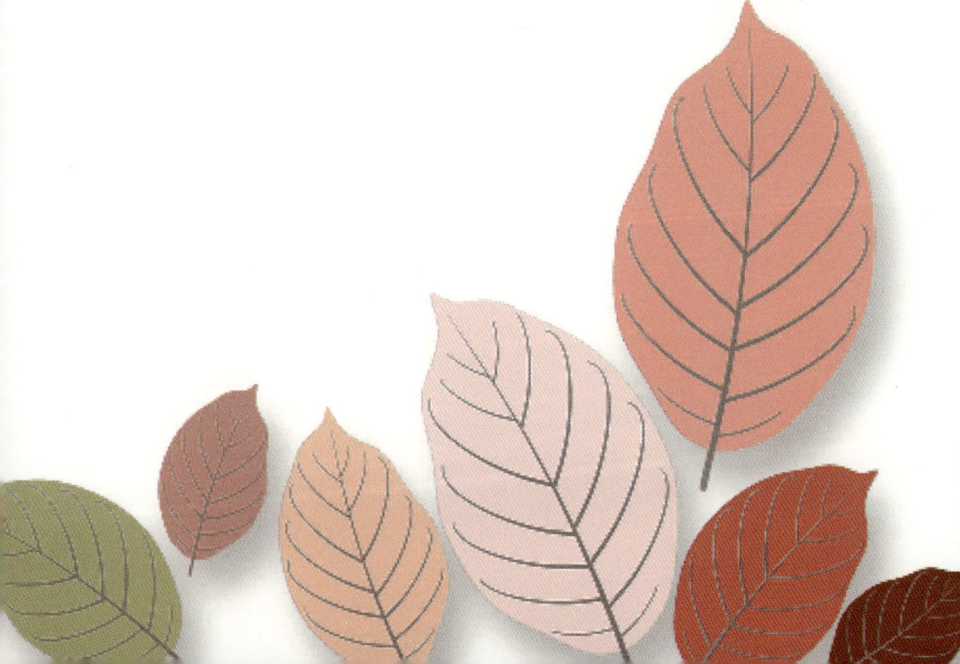

目　录

第1周 **谁唤醒了失眠的种子** ---------------------------- 1

不可忽视的起夜 ---------------------------------- 2

打乱了的生物钟 ---------------------------------- 4

当睡眠成为一种煎熬 ------------------------------ 6

离不开的安眠药 ---------------------------------- 8

当爱成为枷锁 ------------------------------------ 10

酒肉穿肠不眠夜 ---------------------------------- 14

孤独的打鼾汉 ------------------------------------ 16

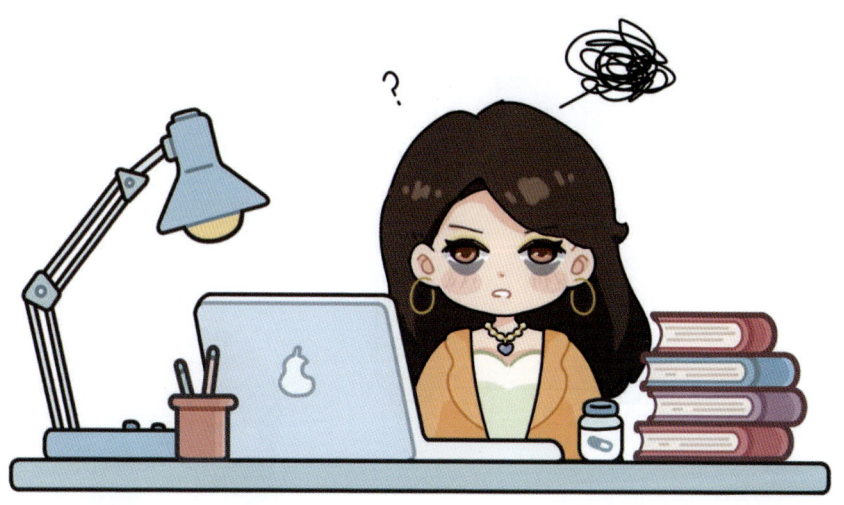

第 2 周　知己知彼，百战不殆 ---------- 19

必须睡够 8 小时 ---------- 20

失去的觉都得补回来 ---------- 22

一睡不好觉，身体就要垮了 ---------- 24

睡不着，一颗安眠药就搞定 ---------- 26

看会儿手机，累了就能睡着 ---------- 28

噩梦缠身是凶兆 ---------- 30

破坏睡眠的烦人的腿疼 ---------- 32

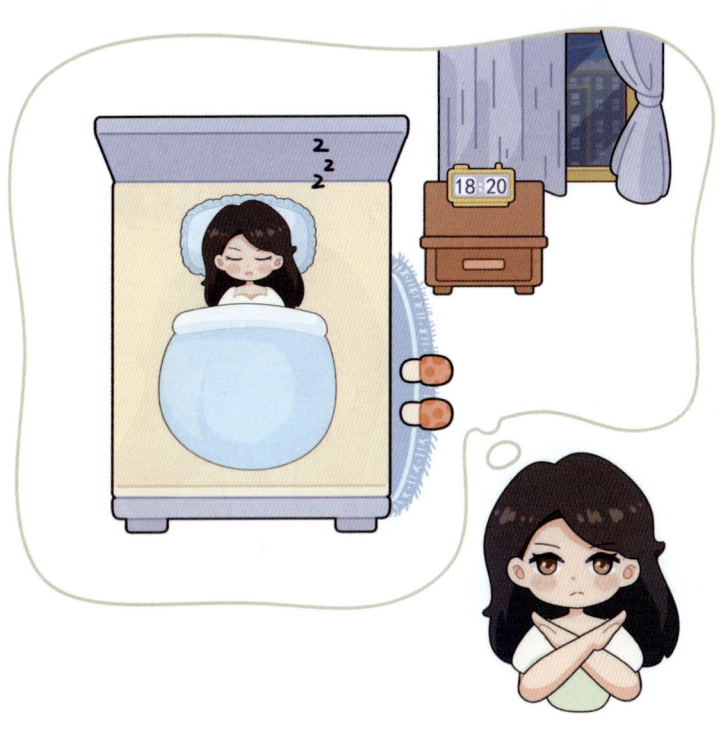

第3周　养成小习惯，睡眠一大步 35

从制订睡眠计划开始 36

改造你的卧室 40

让床成为睡觉的信号 42

运动让你更自信 44

食物也能改变睡眠 46

先睡心，后睡眼 48

夜班也有小技巧 52

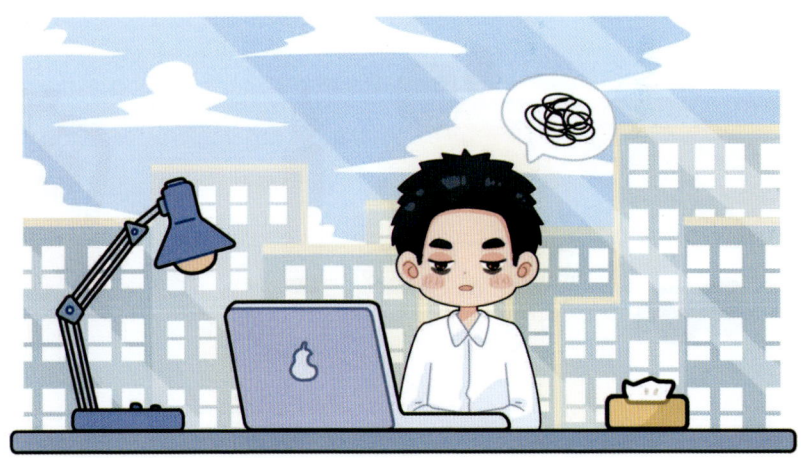

第4周　从传统医学的宝库中寻找良方 ---------- 55

小小穴位帮大忙 ---------- 56

让艾灸助你一臂之力 ---------- 59

好睡眠是可以吃出来的 ---------- 60

在八段锦中修身养性 ---------- 62

换个药枕试试看 ---------- 64

总有一款中成药适合你 ---------- 65

让泡脚成为一种习惯 ---------- 67

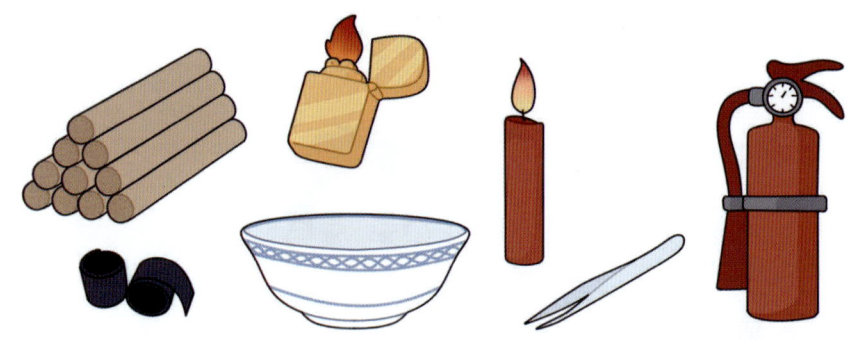

第 1 周 谁唤醒了失眠的种子

睡得着的夜晚千篇一律，睡不着的夜晚各有各的故事，是谁唤醒了失眠的种子？

第1周 谁唤醒了失眠的种子

不可忽视的起夜

▶▶▶ **案例**

王先生,56岁,近1个月来睡眠质量特别不好,夜间易醒,白天精神较差,困倦乏力,容易受惊。王先生说,他夜里要起来去5~6次厕所,还特别着急,排尿时伴有轻微热痛,这么折腾一圈,睡个好觉真是困难。

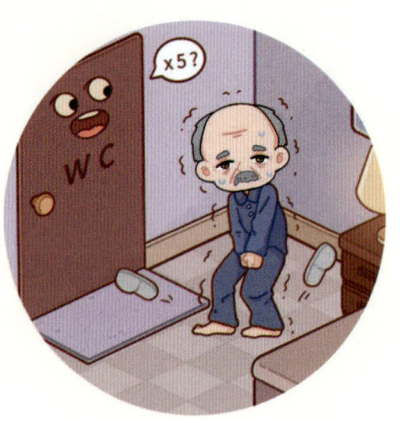

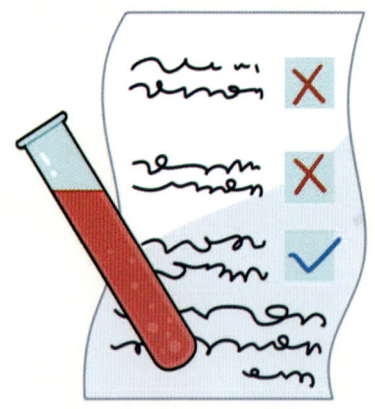

◀◀◀ **分析**

患者为老年男性,主要的睡眠问题是易醒。医生追问得知患者夜尿较多,并且排尿时伴有尿道的疼痛。经过血、尿常规检查发现王先生有感染征象,考虑是泌尿系统感染导致其夜间尿频进而影响睡眠。

第 1 周 谁唤醒了失眠的种子

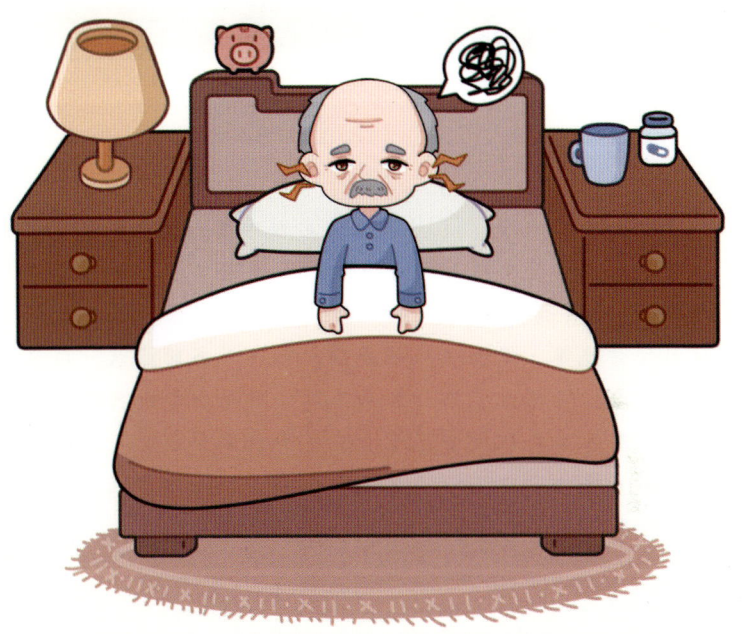

> 🍃 **小贴士**
>
> 　　睡眠失常是一座警钟,当睡眠出现问题时,往往意味着我们的身体或者精神出现了些许偏差,也许你的失眠正是一些疾病产生的诸多症状,如疼痛、耳鸣、甲状腺功能亢进、睡眠呼吸暂停综合征等引起的失眠。及时明了自己失眠的原因,拨开失眠现象的面纱,看到导致睡眠障碍的本质,从根本上解决失眠问题,才是我们面对失眠的正确做法。

打乱了的生物钟

▶▶▶ **案例**

贾先生，27岁，IT行业某公司程序员，近半年受到上级重用，负责多个项目，每日加班加点赶工，生活作息不规律。1个月前因公司人事调动，贾先生职位上调，工作时间较前规律，但出现入睡困难、彻夜难眠的症状。白日困倦乏力，记忆力下降，食欲下降，对周围事物兴趣有所降低，对待工作积极性下降，严重影响日常生活。贾先生自己总觉得口干口渴，大便黏滞不畅，容易粘马桶，并且近日口臭明显，没有食欲。

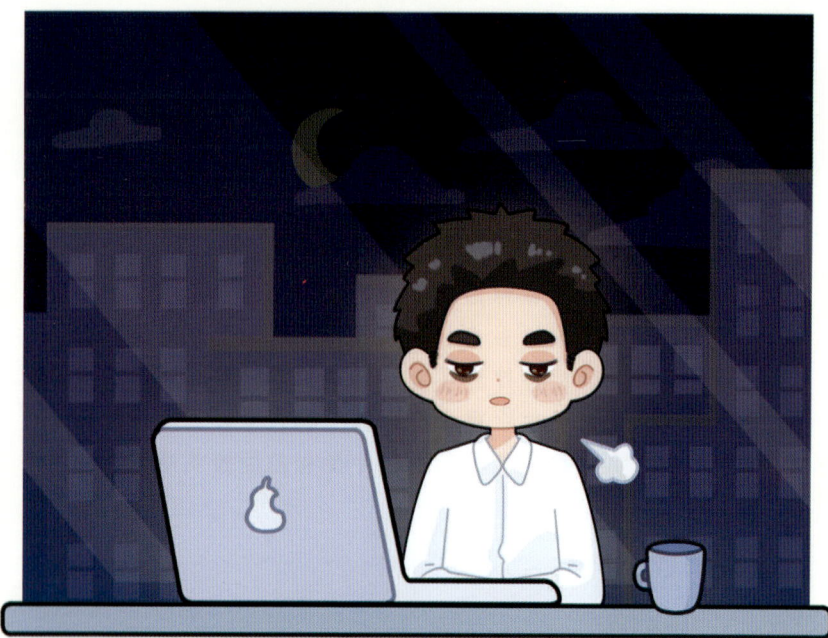

第1周 谁唤醒了失眠的种子

◆◆◆ 分析

工作劳累,压力较大,长期生活不规律,导致贾先生的睡眠节律、生物钟紊乱,其他诸多症状是由上述因素所导致的内分泌失调引起的。中医学认为,睡眠的本质是人体的阳气回纳、收敛于人体的阴气之中,而长时间作息不规律会导致肝肾阴虚,体内之阴不足以回敛循行于外部的阳气,阳主动,阴阳失和、动静失常,则精神、肢体不安,令人无法入寐。运用中药补气养阴,醒脾开窍通络,振奋阳气,以保证白昼的精神;滋阴潜阳,宁心安神,以保证夜晚能够入睡。加之贾先生工作节奏的调整,其生物钟逐渐恢复正常,贾先生的失眠症状便逐渐缓解了。

小贴士

规律的生活作息、良好的睡眠习惯十分重要。近年来,现代医学研究发现,人体的生物节律与神经系统、内分泌系统均有较为密切的联系。良好的生活作息习惯,不仅对于缓解失眠有着至关重要的作用,还在预防疾病的发生、发展和养生等方面有不可替代的重要作用。

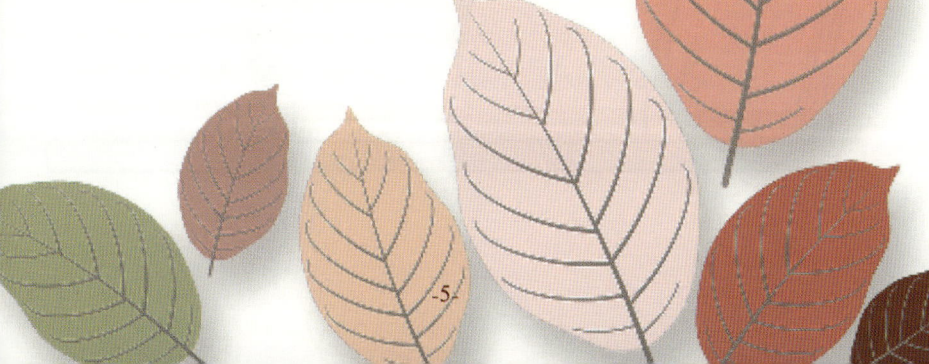

当睡眠成为一种煎熬

▶▶▶ **案例**

金女士，40岁，家境较为宽裕，自小受到良好教育，于国内名牌大学毕业后，供职于某外资企业，平素对自己要求严苛，在事业上追求尽善尽美。3个月前无明显诱因出现入睡困难，严重时每日睡眠时间不足2小时，伴有明显情绪低落、记忆力下降、对周围事物兴趣减退。医生给她开了一些抗抑郁药和安眠药，失眠症状明显改善，但她觉得西药治疗不良反应太大，要求用中药进行调理。服用中药后，金女士的睡眠状况一度得到改善，但后来情况突然反弹，中药、西药效果均不明显。金女士十分关注自身的睡眠，每天都列表计算入睡时间及睡眠时间。

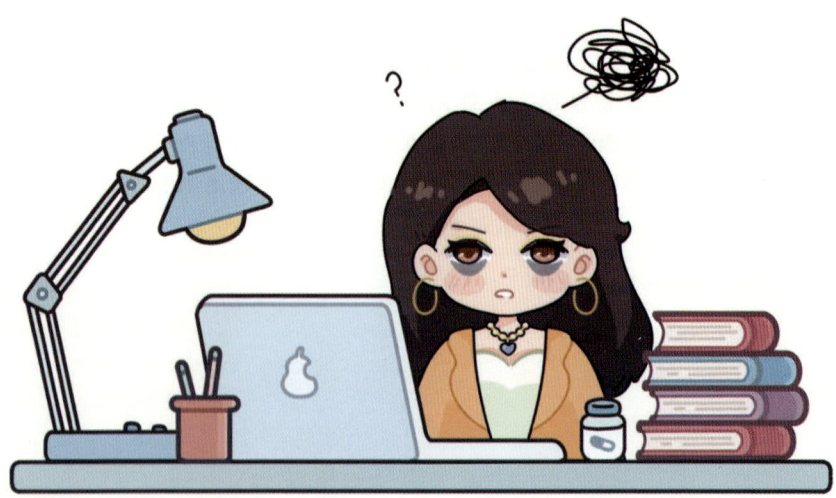

第1周 谁唤醒了失眠的种子

◆◆◆ 分析

每个人都是在不同的生活环境中长大，精神、心理等易感因素也不同，现代复杂多变的生活工作环境往往会成为失眠的诱因，当人们不能很快适应这种变化时，就会造成一部分适应性较差的人在心理应激平复之后仍然遗留有失眠的症状，因为内分泌系统依旧处于紊乱的状态。金女士到医院就诊，服用了一些精神类的药物和中药，用心调理身体、改善症状，但是由于长时间的入睡困难、睡眠异常，导致她对改善睡眠质量缺乏信心，并且过度关注，加之自身对外界事物追求完美，只要躺在床上就会去看表，不由自主地估算睡眠时间，在无形中又给自身施加了心理压力，而这种压力也是重要心理应激之一，导致了金女士即使没有其他生活方面的心理问题，还通过药物调节内分泌系统功能，却依旧失眠。

小贴士

1. 遇到焦虑、抑郁别害怕、别自责、别犹豫，多种治疗手段完全可以帮你走出困境，做情绪的主人。

2. 正确认知睡眠，树立拥有良好睡眠的信心，不要过度关注睡眠，躺在床上就可以安稳入睡，本就是理所当然的事情。

3. 白天做好应该做的事情，晚上就只管睡觉，不要因为一晚上没有睡好就期望白天把觉补回来。白天做好白天的工作，这样才有助于当天晚上睡个好觉。

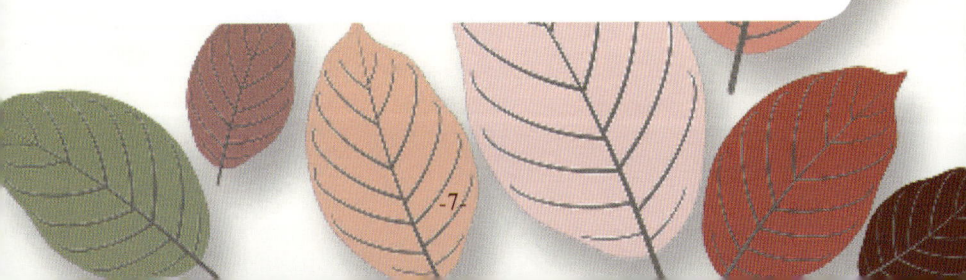

离不开的安眠药

▶▶▶ **案例**

杨女士,76岁,退休在家养老,因不时有入睡困难、睡眠质量欠佳的情况,所以经常口服劳拉西泮(每晚1~2片)辅助睡眠。近期杨女士观看相关养生类健康节目,了解了一些有关信息,希望可以停止服用西药,通过中药调理身体来终止长期口服西药辅助睡眠的状态。杨女士说,自行停止服用药物后入睡困难症状急剧加重,甚至出现彻夜不眠。杨女士曾尝试多种干预措施,均未见效,但只要恢复睡前口服劳拉西泮,症状便会基本缓解。

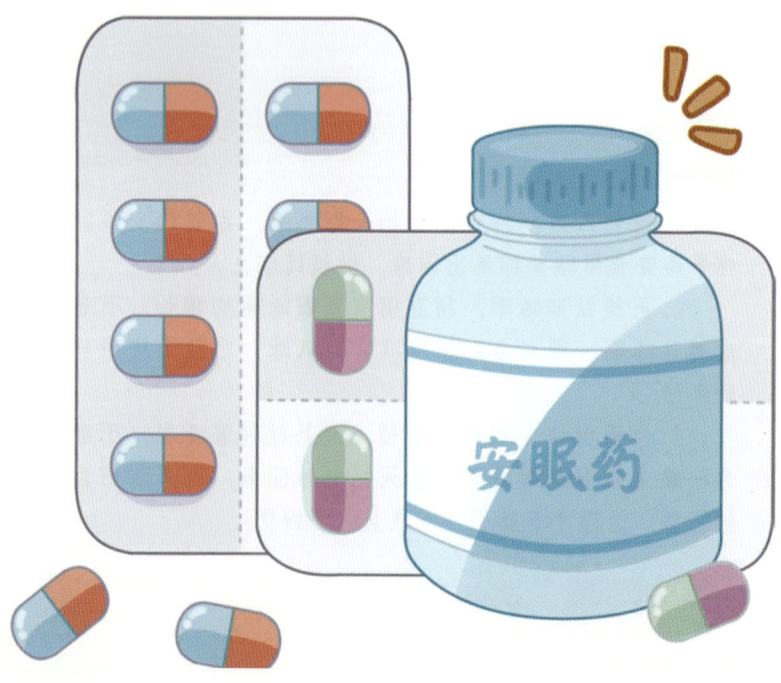

◆◆◆ 分析

年龄大了，睡眠自然会少一些，失眠也成为了常事儿。杨女士长期服用安眠药，一旦停止用药，出现的症状远比我们预期的要严重，这种情况的出现与她自身对于药物从机体到精神上的依赖，以及突然停止服用药物的戒断反应有关。针对这种情况，可逐渐减少西药用量，缓慢减量，再辅以中药缓解症状，循序渐进。

小贴士

偶尔的入睡困难、睡眠质量下降属于正常现象，不能草木皆兵，只要睡眠不好就服用西药，长此以往，常常形成药物依赖。我们在正确认识睡眠的同时，也应当对西药、中药的定位有正确的认知。我们应当把西药作为应急的手段，当作我们的后手、底牌。顾名思义，所谓后手、底牌是不会一上来就亮给对手的，西药也是如此。一般来说，当我们实在难以入眠，使用中药也控制不佳时，适当服用一两次西药，缓解症状就可以了，不要长期或稍有不适就服用。偶尔出现的入睡困难、睡眠质量下降，我们要尝试依靠自身机体内在的调节、代偿功能来克服，西药在此时的作用往往是一种心理上的安慰，让我们知道，即使自己调节不过来，至少还有一手底牌可以维持基本的睡眠。

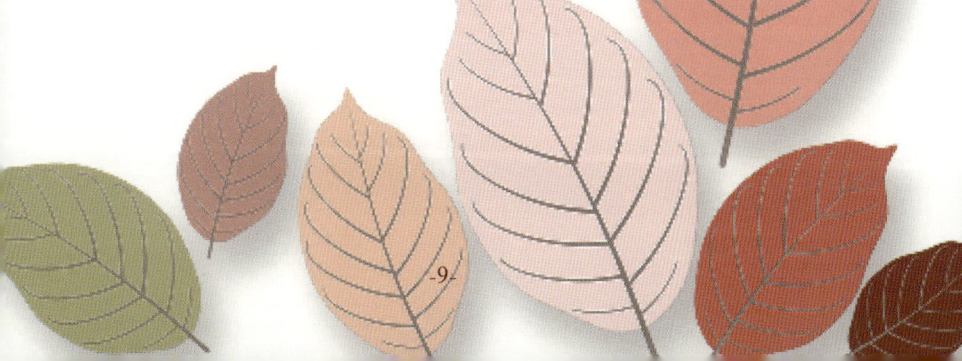

当爱成为枷锁

▶▶▶ **案例**

> 小徐，19岁，就读于国内某名牌大学，自小懂事听话，是老师、同学眼中的优等生，父母、家人眼中的乖乖女。家庭条件一般，家中长辈对女儿的精神、心理、学业、生活都十分重视。3个月前，小徐突然出现入睡困难，白天困倦乏力，进行性加重。起初服用镇静安眠类药物能够勉强入睡，后效果逐渐不佳。1个月前，这位女孩出现了人际交往方面的障碍，并拒绝继续大学学业，选择在家休学。小徐进行了相关量表检查，提示她存在轻度焦虑、抑郁的情况。医生建议给予中药汤剂口服治疗，必要时可服用少量西药应急。起初小徐症状逐渐好转，医生也逐步调整方子，但后来症状出现反复，徐爸爸和徐妈妈十分紧张。他们反复咨询，质疑药物的调整问题，小徐症状再次出现进行性加重。后来追问病史，小徐说从高三起，每逢考试前便会因为紧张出现入睡困难，但在学校中症状较轻，入睡比较容易，心情较为轻松，很少会像在家里那样出现彻夜不眠的情况。此外，她在家中与兄长相处时，心情也较为轻松。

第 1 周　谁唤醒了失眠的种子

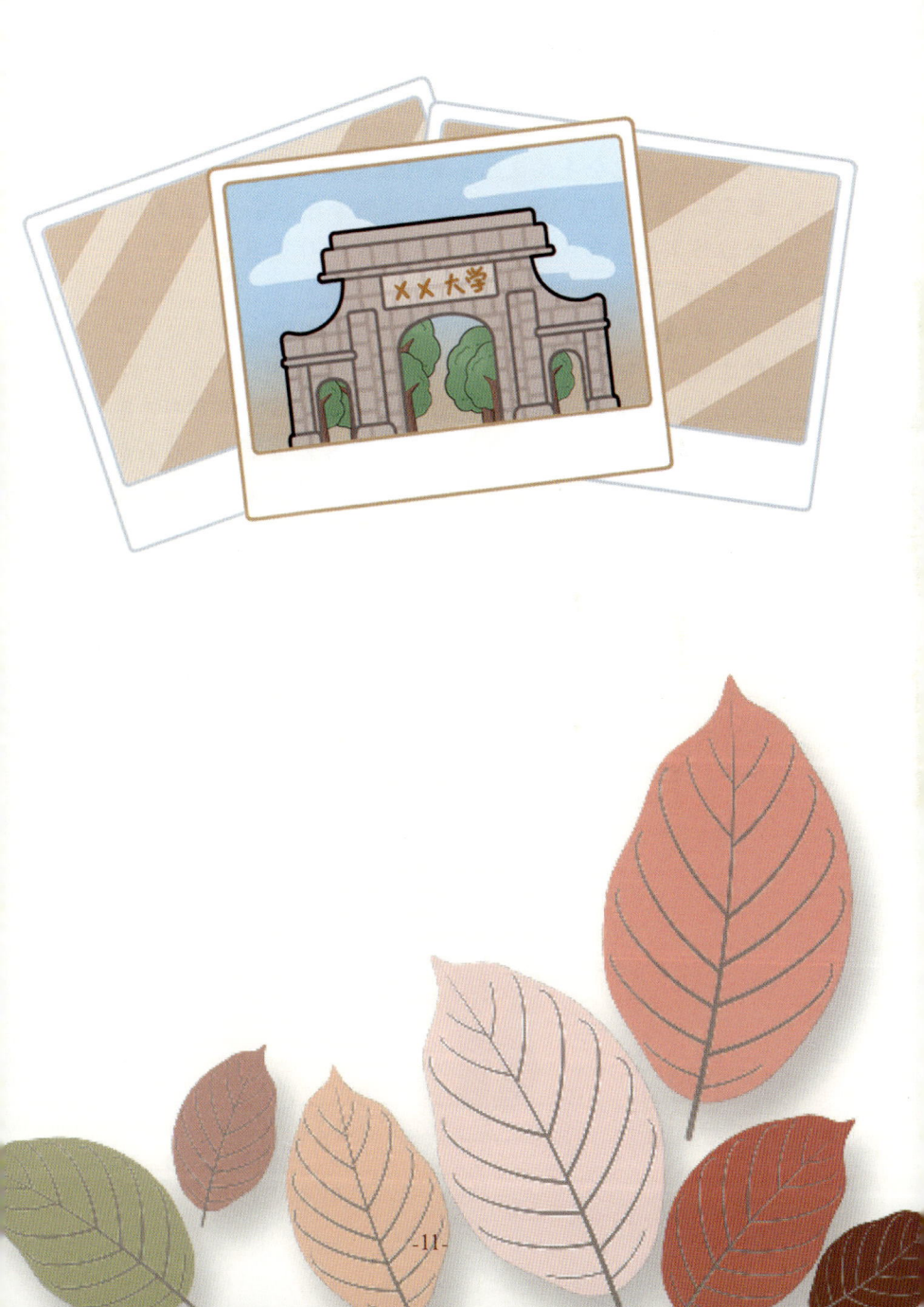

第1周 谁唤醒了失眠的种子

◆◆◆ 分析

小徐虽然处于轻度焦虑、抑郁状态，但是她自己和家人都说她在学校的人际交往完全没有问题，人缘非常好，同学们也没觉得她有什么不对劲的地方，因而精神、心理因素并不会完全导致这位女孩所表现出来的较为严重的失眠症状。我们也可以看到，起初的药物治疗是有一定效果的，那为什么后来就没效果了呢？究竟是什么因素导致了女孩的失眠呢？

我们通过随访发现，小徐的爸爸妈妈一直对她处于一种过度关注的状态，件件关心，事事过问，这对于一个19岁、已经步入大学的女生来说是非常难以接受的。作为一名成年人，她需要有自己的隐私，有自己的自由空间，而不是一直处在家长近乎"监视"的庇护下，可以说，小徐失眠最为重要的原因还是她身处的这种备受期望而又备受限制的环境。

其实一个人有轻度的焦虑、抑郁状态是正常现象，面对社会压力，轻微的焦虑、抑郁反而是一种刺激我们努力上进的良性应激。因此，小徐平时在学校的时候症状基本会缓解，但是一旦回到家中，尤其是在父母身边这种较为压抑、沉重的环境时，症状就会突然加重。

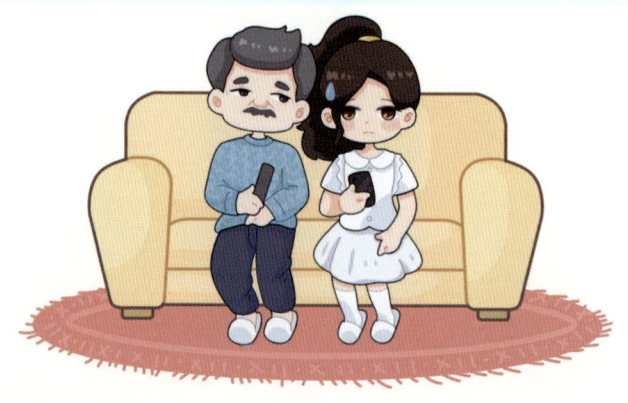

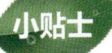 小贴士

有时候，失眠的问题不单单来自自身，也可能是周围的环境导致的。若尝试着换一种环境，也许睡眠状况就会有所改善。这里说的环境包括了物理层面的环境，诸如噪声、床和枕头等，还包括社会、人际、精神等方面的环境。那么该如何改善环境、更换环境呢？

1. 如果工作、人际关系让你感到压抑或特别难受，有条件的话，就换掉吧，脱离让自己难受的环境，换一个更加适合自己的环境，让自己的压力得到释放。

2. 不是所有人都有说换就换的条件和决心，毕竟生活中有许多的无奈与妥协，那么不如就尝试着换一个角度来看待问题。既然无法改变环境又无法躲避，那么就试着改变自己吧，尝试在力争上游的同时，以豁达的心态面对自己的无奈与妥协，这样从另一个角度上来说，也是改变了环境。

酒肉穿肠不眠夜

▶▶▶ **案例**

张先生，53岁，零售店老板，过年期间走亲访友，连日聚会，张先生胃口很好，爱吃肉食，每顿必"满载而归"。但是近1周来张先生总感觉睡不踏实，多梦易醒，醒后还难以入睡，白天头脑昏昏沉沉，注意力也大不如前，食欲也变差了，口中发黏，大便不通畅，脾气也越来越差。

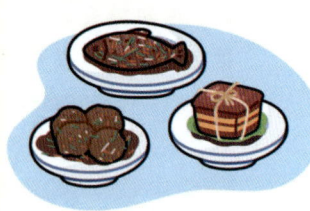

▶▶▶ **分析**

《黄帝内经》云："胃不和则卧不安。"亦有研究指出，胃肠为人体的第二大脑，可见饮食和睡眠的关系十分密切。每个人可能都有这样的体验，就是当我们有饱腹感时，就会困乏、想睡觉；但是，吃得太饱的时候，不但不思睡，反而会睡不着，这是因为吃得太多，胃肠负担加重，从而产生了不舒服的感觉。这种体内不舒服的感觉形成的神经冲动，沿中枢神经系统上行，再度刺激脑干的网状结构，使网状激活系统兴奋，大脑思维活跃，便会破坏饭后的轻松心境，使人的情绪易波动而难以入睡。

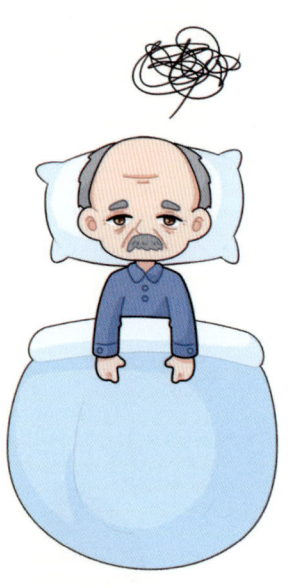

第1周 谁唤醒了失眠的种子

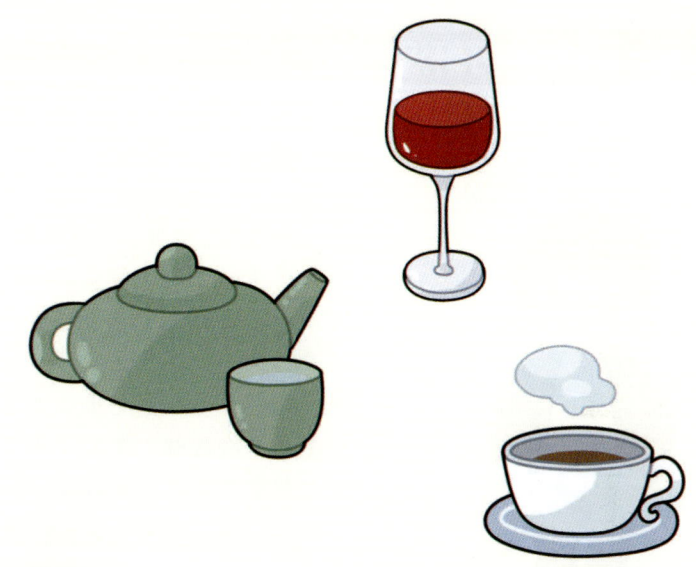

小贴士

食物对睡眠的影响不容小觑,大家都知道睡前忌喝茶、酒、咖啡,但是过饱、过饥会引起胃肠不适,进而影响睡眠,这一点却很容易被忽视。饮食清淡易消化,吃饭八分饱,才能助你睡好觉。

第1周　谁唤醒了失眠的种子

🌙 孤独的打鼾汉

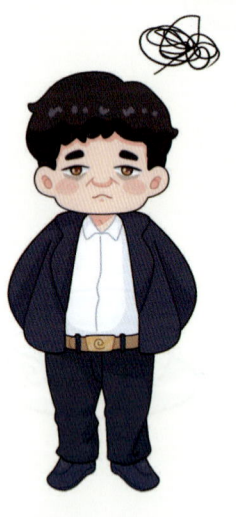

▶▶▶ **案例**

孙先生，36岁，销售经理，人到中年，身体开始发福，睡眠也逐渐出现了问题，明明和以前一样，一夜能睡6～7小时，但白天总是感觉困倦，睡午觉成了必修课，有几次开会时还打起了盹儿，被领导批评了不说，更让他难过的是，妻子难以忍受他的鼾声，打算分房睡觉。

▶▶▶ **分析**

肥胖、呼吸道结构狭窄、年纪大了肌肉松弛、扁桃体增生、下颌短小或长期抽烟，都会导致呼吸道水肿的人睡觉时喉咙阻塞，吸气不畅便会打鼾。该类人群打鼾时，大脑处于低氧状态，需要较长的时间才能回到正常状态，由于脑细胞对氧反应敏感，持续缺氧会造成脑细胞的损伤，因此，短期内可能表现为白天的疲倦感和瞌睡等症状，若长期如此，还会引发心脑血管疾病。

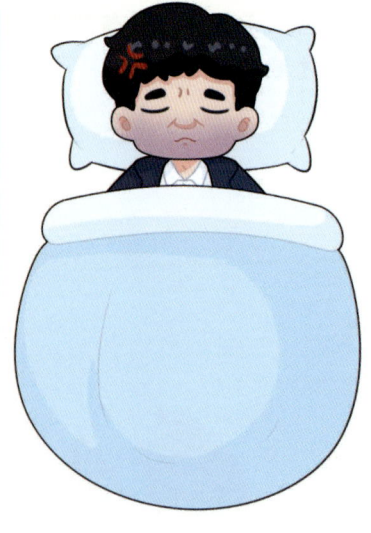

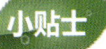 小贴士

打鼾症测试：可以根据下面问卷，观察平日的感觉，并向周边亲人咨询自己的睡眠习惯，通过打分来自我诊断是否患有打鼾症。问卷共8项提问，若3项以上选择"有"，则有患打鼾症的可能；符合项目超过4条，则应及时接受专业医生的诊断和治疗。

1. 是否经常听周边人反映自己打呼噜？

2. 是否曾有人向你反映，你的睡眠中有呼吸暂停的现象发生？

3. 早晨睡醒之后，是否有不清爽舒适的感觉？

4. 白天是否有极度困倦的时候？

5. 早晨起床之后，是否有过头痛、头晕的现象发生？

6. 晚上是否有因尿意而苏醒的现象？

7. 是否有人告诉你睡觉的时候有嘴唇干燥、张嘴睡觉的现象？

8. 家族中有没有睡觉打鼾的成员？

第1周 谁唤醒了失眠的种子

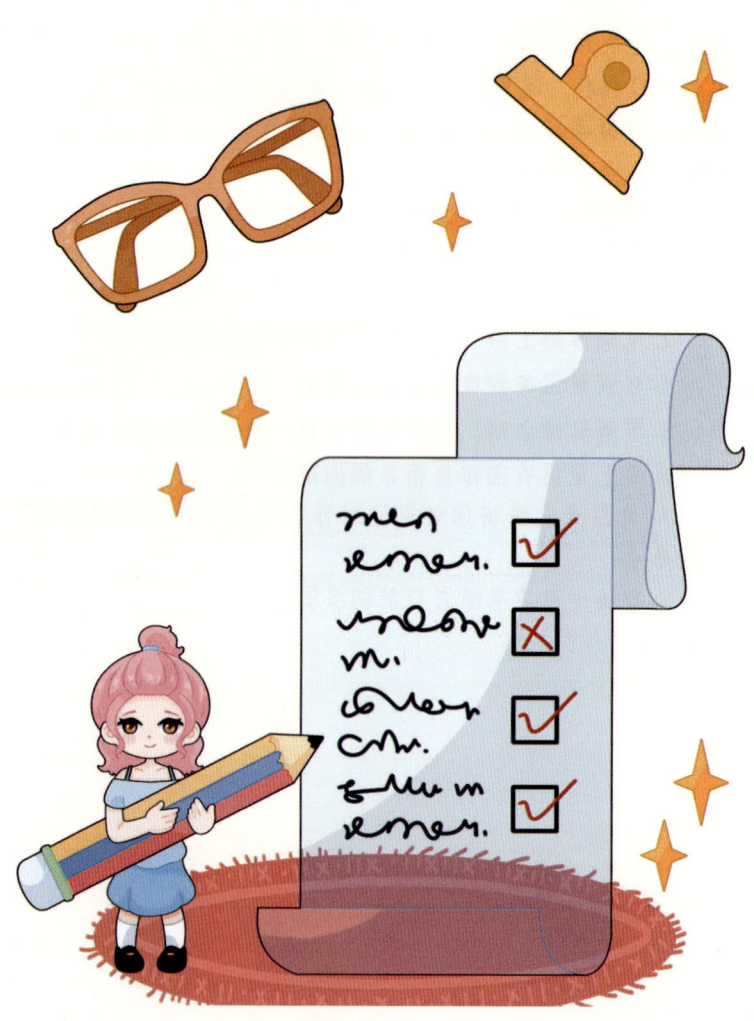

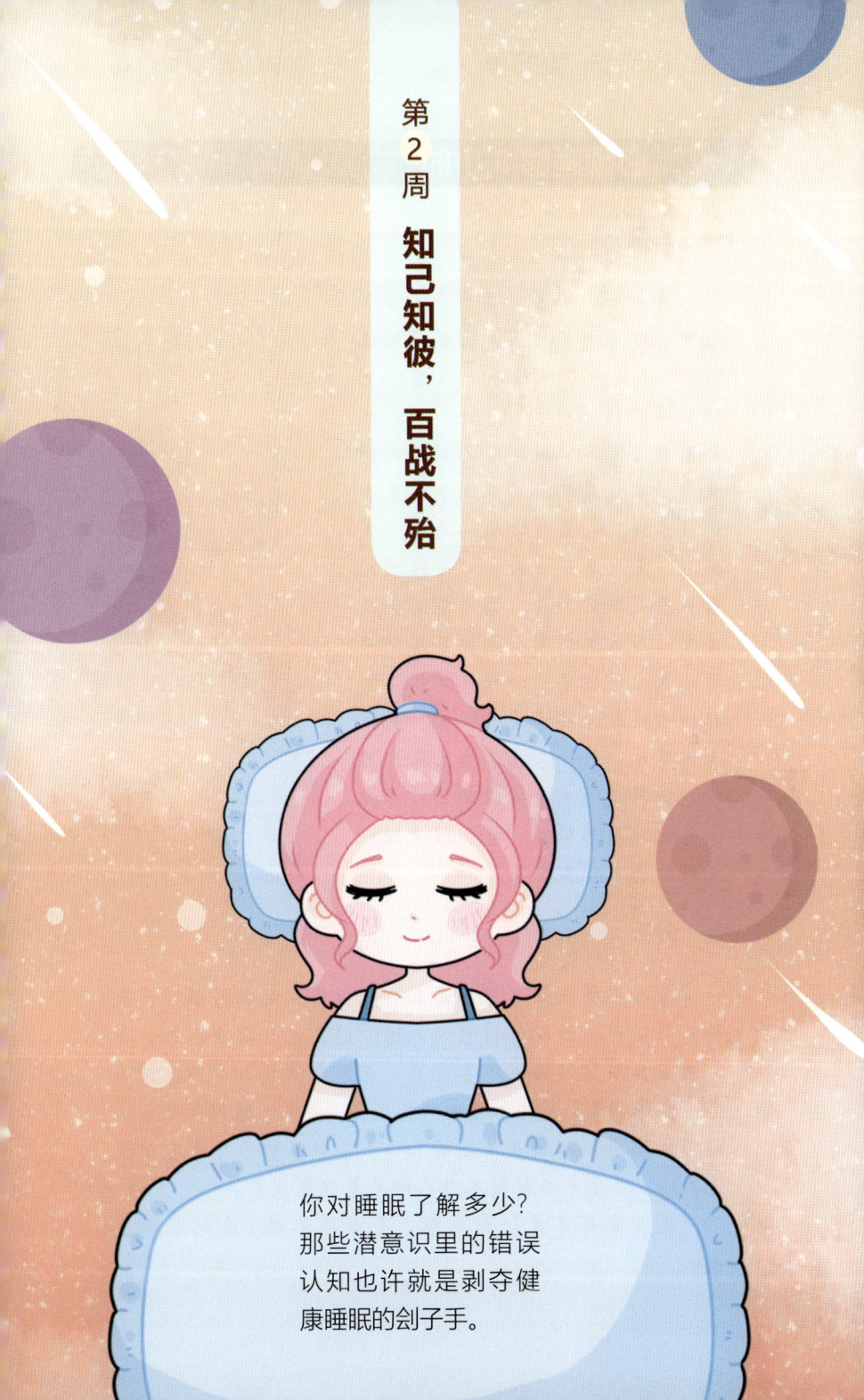

必须睡够 8 小时

▶▶▶ **案例**

李女士，48岁，某外企人事部经理，近3个月以来，每晚只能睡5～6小时，让她陷入一种患上失眠症的紧张情绪中。每晚入睡前她都为自己能不能睡够8小时而感到焦虑，导致自己躺在床上翻来覆去地睡不着，反复想象自己患上了失眠症，而且夜晚易醒，醒后继续想着自己失眠的事情，想着想着就睡着了。白天工作时，也并没有任何困倦乏力的感觉，一投入工作，紧张的心情就不复存在，但是一到晚上闲下来，她就又感觉自己得了失眠。她买了很多改善睡眠的药，但是每晚依旧只睡5～6小时便醒，这使得她更加焦虑了。

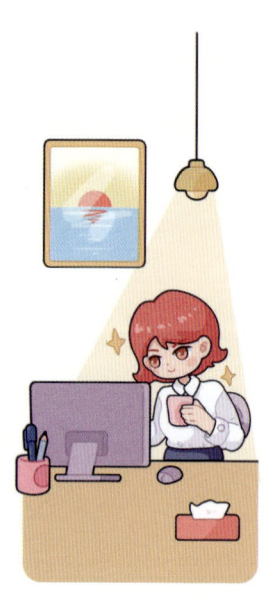

◆◆◆ **分析**

李女士并非患上了所谓的失眠，虽然她的睡眠时间稍有所减少，但她依旧可以入睡，醒后也可再次入眠，早上醒来后没有任何困倦与不适，也可正常投入工作，精力依旧充沛，只是夜晚入睡前心情紧张，导致入睡时间延后。经仔细询问，李女士夜晚睡5～6小时，醒后并未尝试再次入睡，只是一味地陷入自己睡不着的想象中。

这其实并不是一种失眠，并非睡不够8小时的都是失眠。

第2周 知己知彼，百战不殆

小贴士

有些人总是刻意追求完美的8小时睡眠，然而那些夜里的辗转反侧也许就是源于我们对睡眠和生理需求的错误认识，对8小时睡眠的追求也许正是问题的症结所在。

事实上，无论我们的身体还是大脑，都不是专门为那耗在床上的1/3人生时间设计的。美国弗吉尼亚理工学院历史学教授罗格·艾瑞克在20世纪90年代早期就证实，连续睡眠8小时是不可信的。事实上，每个人情况不同，适合每个人的睡眠时间也不一样。

根据调查研究，人的平均睡眠时间为6.5小时。只要你白天精力充沛，可以正常工作、学习，晚上在没有特殊情况下能入睡，醒后能再次入眠，便是正常的睡眠，不必非要刻意追求8小时睡眠。

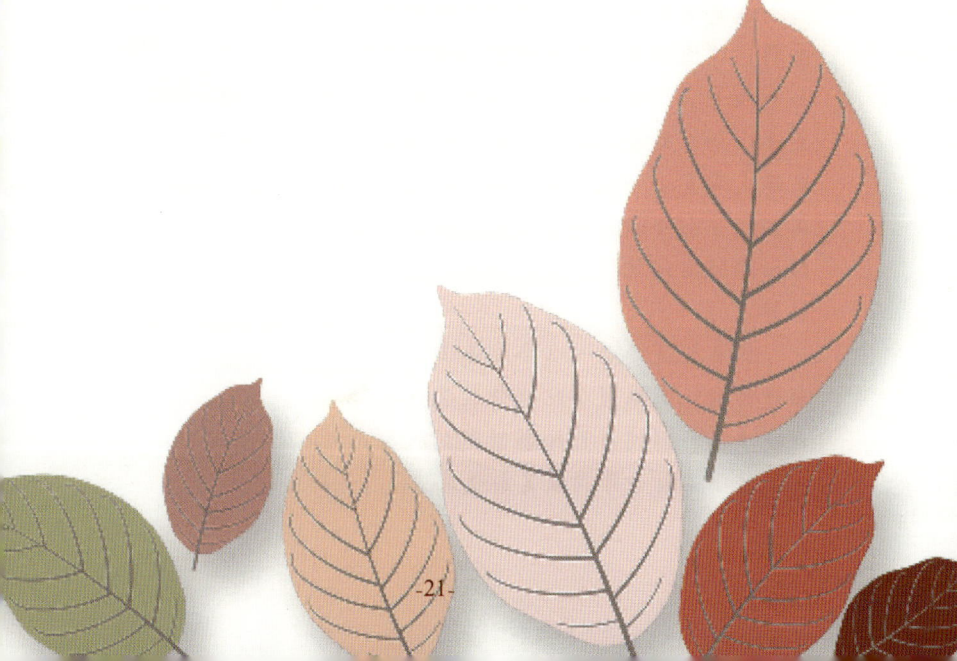

第 2 周　知己知彼，百战不殆

失去的觉都得补回来

▶▶▶ **案例**

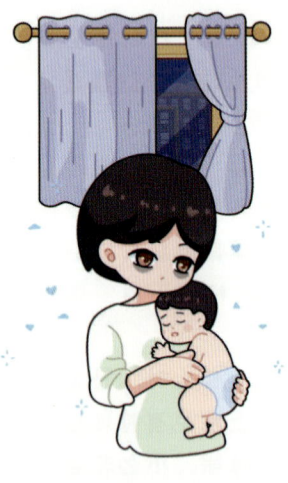

王女士，32 岁，产后在家休养，本来她睡觉挺好，自从 5 个月前开始照顾宝宝，夜里总担心宝宝受凉，一晚上要醒来好几次查看，白天有婆婆帮忙照看时，她赶紧补补觉。时间一长，王女士睡得越来越晚，醒得越来越频繁，玩玩手机就能到天亮。白天也睡得不解乏，每天都要不断地靠咖啡提神，总会感到莫名的不安，出现心神不宁和工作效率低下的现象，不能正常工作。

◆◆◆ **分析**

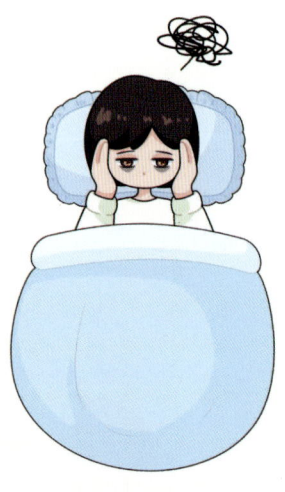

这是常见的慢性失眠。失眠就是这样，"偶尔几天"很短暂，休息几日就能好，"3 个月"是个分界线，大于 3 个月就变"慢性"。这些慢性失眠大都是由一些不良的睡眠习惯造成的。王女士认为通过补觉来保证足够的睡眠时间就行，结果却打乱了生物钟。

当出现连续 2～3 个月晚上不睡的情形时，大脑便会把此种状况识别成晚上这段时间并非睡眠时间，从而出现睡眠启动和维持较差的情况。

第2周 知己知彼,百战不殆

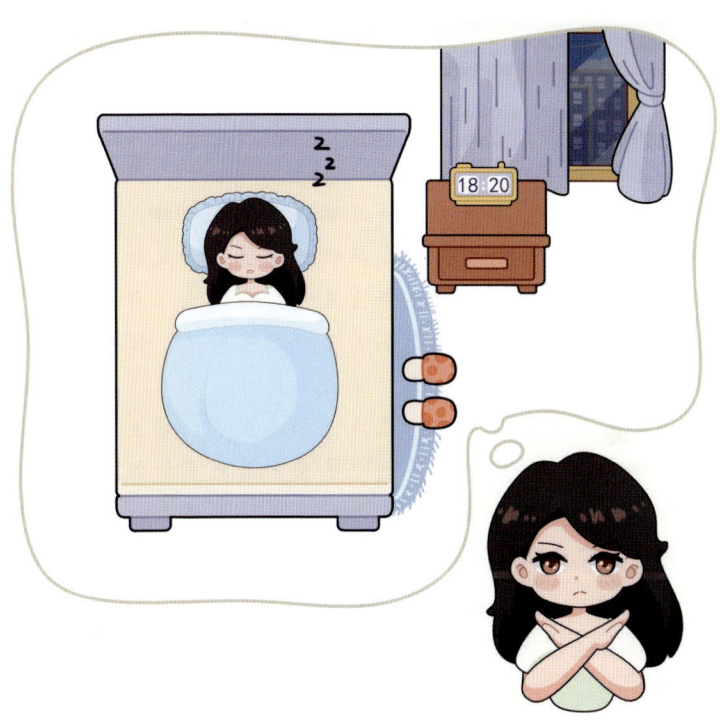

> 🌱 **小贴士**
>
> 限制白天的睡眠时间,每次不宜超过30分钟。应尽量避免长时间午睡,特别是傍晚时段的睡眠,否则会减少晚上的睡意及睡眠时间。

一睡不好觉，身体就要垮了

▶▶▶ 案例

刘女士，46岁，当地有名的小学语文老师。她自从半年前当上教务处副主任后变得忙碌了很多，起初一段时间都晚睡早起，但就在她逐渐适应了工作之后，开始出现了入睡困难的症状。刚开始她并未把这当回事，但当难以入睡的情况出现一段时间后，她开始恐惧、担心，每晚入睡时都会感觉自己睡不着，在床上翻来覆去，甚至拿出手机反复搜索自己的症状，看到一些案例后就更加担心自己的身体，感觉睡眠变少会引发各种疾病，影响自己的寿命，不能满足自己现在的工作状态。

▶▶▶ 分析

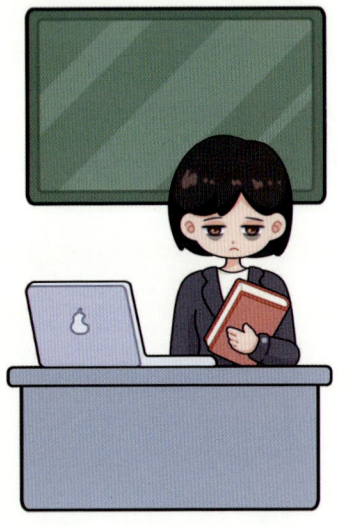

刘女士因为之前工作忙碌的原因出现了一时的睡眠障碍，本来若是能及时调整作息，放松心情，尽早诊治，并不会出现很大的问题。但是她却过度担心自己的症状，甚至出现了焦虑的状态，导致在心理方面出现了一些问题，影响了睡眠，是典型的由于心理问题导致的失眠。

> **小贴士**
>
> 短期失眠别害怕，积极调整就有效，保持乐观、知足常乐的良好心态，不要被网络各种传闻所吓倒，积极寻求专业医生的帮助，做好心理疏导，解除内心的疑惑，短期、适量地服用一些药物，可能会取得更快、更好的治疗效果。

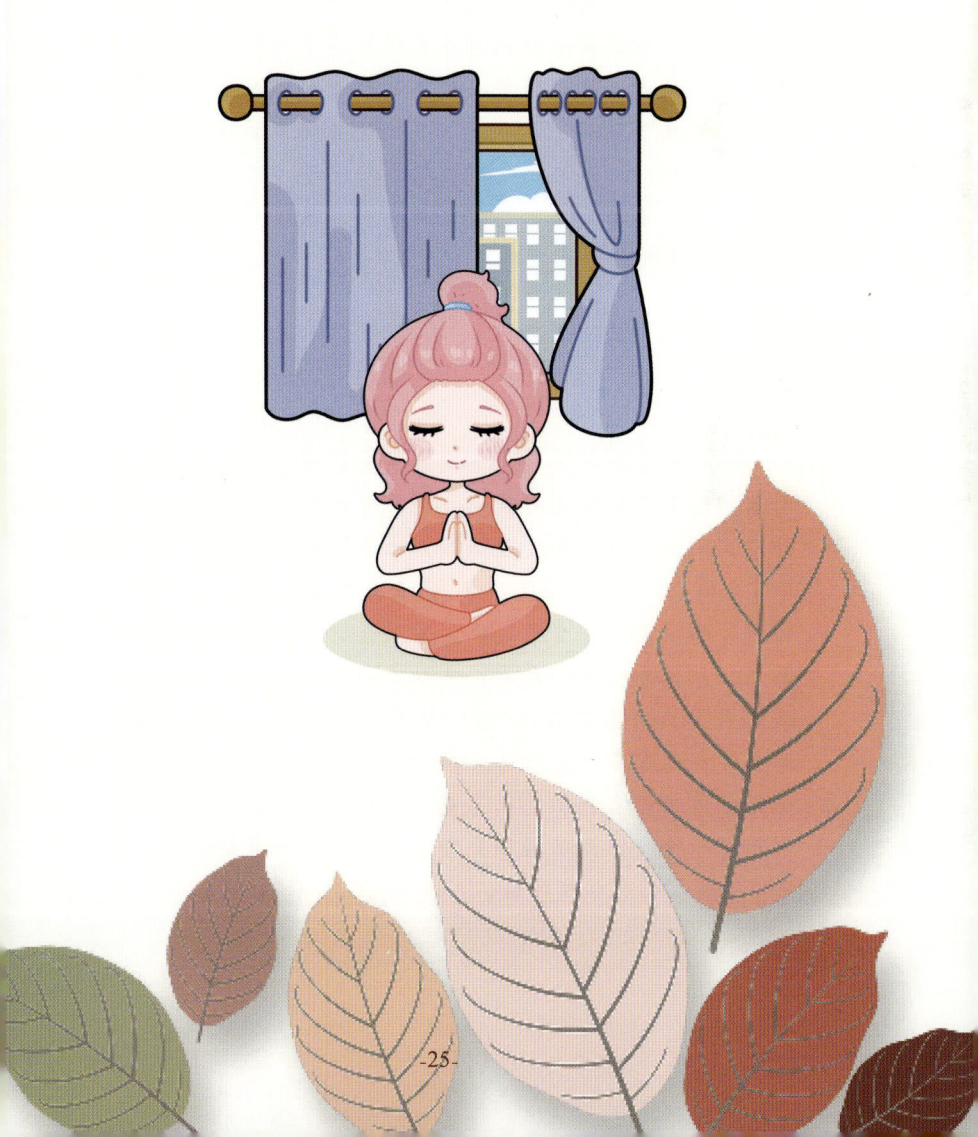

睡不着，一颗安眠药就搞定

▶▶▶ 案例

周女士，27岁，一家著名外资企业的白领，工作强度大、同事之间竞争也很激烈，在这样的环境中她患上了失眠。刚开始她并未当回事，去医院开了安眠药，失眠也得到了缓解。从吃安眠药开始到现在已经过去了3年，让周女士有点担忧的是，不但服用安眠药的剂量越来越大，而且好像对它产生了依赖，只要一天不吃就整晚不能入睡，好不容易睡着了，白天也总是感觉昏昏沉沉的。她也知道安眠药是有一定不良反应的，但是却如同上瘾了一样，必须天天服用，否则就彻夜难眠。

◆◆◆ 分析

周女士在不知不觉间长期服用安眠药，并且自行加大剂量，也未到医院及时就诊，这使得她不管是在生理还是心理上都对安眠药产生了依赖，一旦停服安眠药，便不能正常入睡，心理上还感觉难受，这是典型的药物依赖性失眠。药物性睡眠不同于生理睡眠，安眠药引起的药物性睡眠表面上似乎满足了睡眠时间，实际上却使患者长期处于比失眠还严重的快速眼动（REM）睡眠剥夺状态，而REM睡眠对人体来说是非快速眼动（NREM）睡眠所不能取代的。安眠药使用者的自我感觉也表明了这种情况，他们服药后虽然整夜入睡，但REM睡眠严重不足，因而早晨醒来后仍然昏昏沉沉，好像没有睡够。

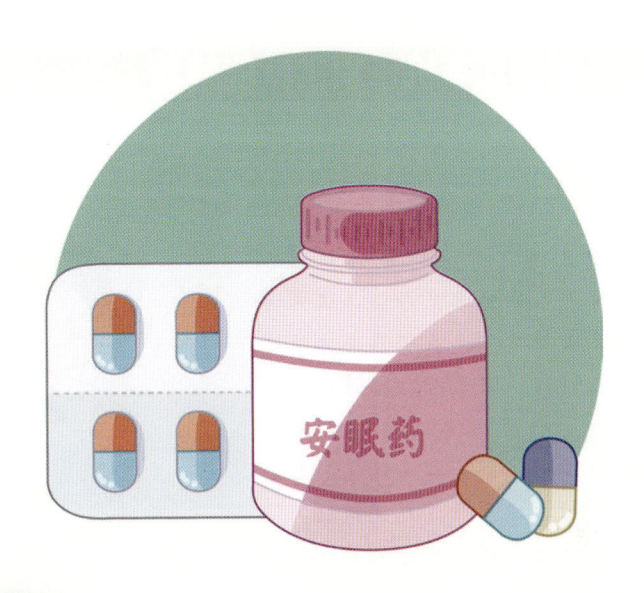

小贴士

安眠药的使用较为广泛,且有增加的趋势。对于失眠症患者来说,安眠药虽有助于睡眠,但应慎重使用,使用期最好不超过28天,并应选择半衰期较短的药或间断给药(每周2~4次),以减轻药物在白天的镇静作用。

我们必须重新认识睡眠和失眠症,重新评价安眠药的作用,慎重使用安眠药。

看会儿手机,累了就能睡着

▶▶▶ **案例**

杜先生,32岁,银行经理,有着年轻人的通病,即晚上上床后不会立即睡觉,而是躺在床上玩手机、看视频,偶尔也打打游戏。

近3个月以来,杜先生出现了睡眠障碍,躺在床上玩完手机打算睡觉时,便会感觉无比清醒,于是杜先生便会接着玩手机或是看文件,然后过一会儿想要睡时更清醒。这一行为模式形成一种恶性循环。

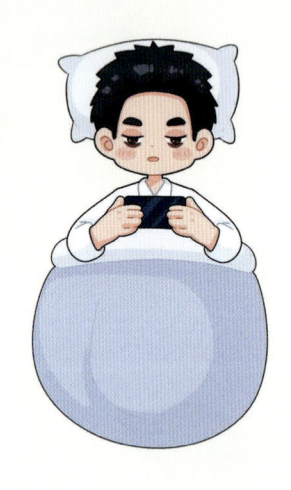

▶▶ **分析**

床本来就是用于休息、睡觉的地方,我们每个人都应养成良好的睡眠习惯,在床上应该避免有影响睡眠的行为。然而随着智能手机和互联网的普及,方便我们在床上做一些别的事情,使得床不再只是睡觉的地方,长时间下去造成了一部分人出现了睡眠障碍。杜先生便是一个典型的例子,每晚都在床上进行一些别的事情,导致躺在床上有了一种条件反射,出现了失眠。

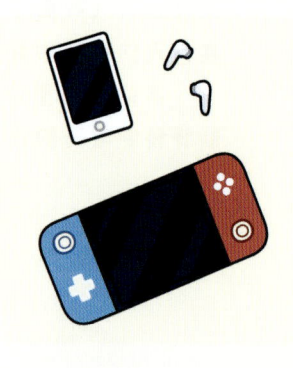

第2周　知己知彼，百战不殆

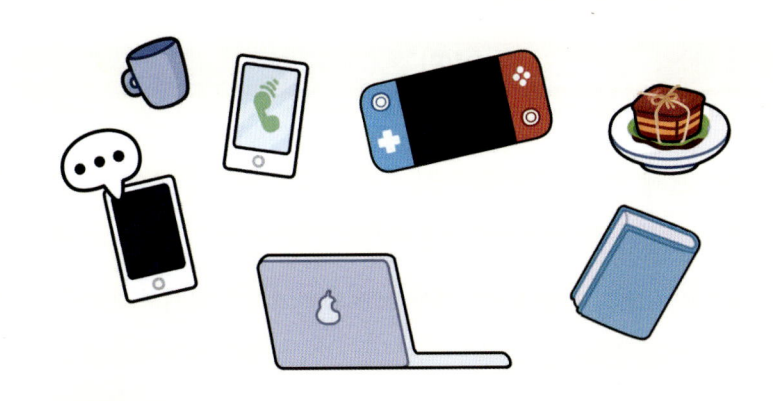

小贴士

如果你的床已经变成启动兴奋、警觉、焦虑、挫折等感受开关的暗示，你就必须学会如何关上这个开关。

请遵循以下6个简单的原则。

1. 不要小睡。
2. 别在床上做那些会令你清醒的事，包括用电脑、发短信、打电话、吃东西、看电视、阅读、玩游戏等。
3. 只在想睡或快睡着时上床，将床变成睡眠的信号。
4. 每天在差不多同一时间起床。
5. 如果睡不着就不要硬躺在床上。
6. 心静不下来就不要硬躺在床上。

第2周 知己知彼，百战不殆

噩梦缠身是凶兆

▶▶▶ 案例

吴小姐，26岁，汽车推销员，最近开始害怕夜晚的来临，每天晚上如期而至的噩梦把她的日常生活搅得一团糟。近1个月以来，吴小姐从来没有享受过哪怕是一晚上的安稳睡眠。整晚被噩梦缠身，第二天早晨犹如未曾睡觉的感觉让她感到疲惫不堪。睡眠不佳还让她的皮肤变得粗糙，脾气也越发暴躁，心情还有点儿郁闷。她买了一本关于周公解梦的书，希望能从中找到答案。吴小姐整日患得患失，总觉得有不好的事情要发生。

◆◆◆ 分析

人们在睡觉的时候，通常都是在经过第一、第二阶段的浅睡之后，再转入第三、第四阶段的深睡眠，最后进入REM睡眠期而做梦。当人们经浅睡眠转入熟睡状态时，自然和谐的身体节奏会有助于形成舒适惬意的美梦。不过在经过第一、第二阶段睡眠后，未进入第三、第四阶段的睡眠而重新回到第一、第二阶段时，可能会直接进入REM睡眠状态而做噩梦。睡眠中做噩梦或连续、系列的梦，意味着睡眠质量的低下。

经过仔细询问得知，吴小姐最近1个月鼻炎犯了，每晚只能用一个鼻孔呼气，睡觉的时候，只要有些许的呼吸困难，就会无意识地张嘴或变换姿势，导致在睡眠中发生呼吸变化的时候，不仅无法熟睡，还会因中断睡眠的连续性而诱发噩梦。每天如期而至的噩梦，加之对梦的迷信思想，给吴小姐带来了沉重的心理负担和二次伤害，加重了睡眠障碍。

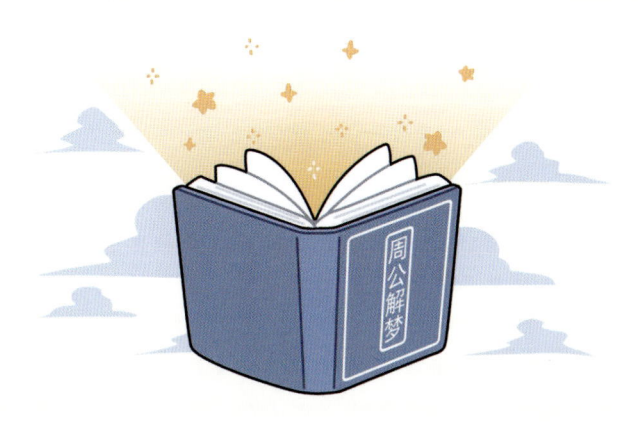

小贴士

当一个人在睡觉的时候没有做梦,就算他进入第三、第四阶段的睡眠,也代表着根本没有经过快速动眼的睡眠期,同样也是睡眠结构出现异常的现象,所以做梦其实是一种再自然不过的生理现象。

和噩梦结伴而来的还有多种焦虑抑郁症状,这些往往和文化相关,对噩梦的解读出现偏差,反而会给心理造成更大的负担。

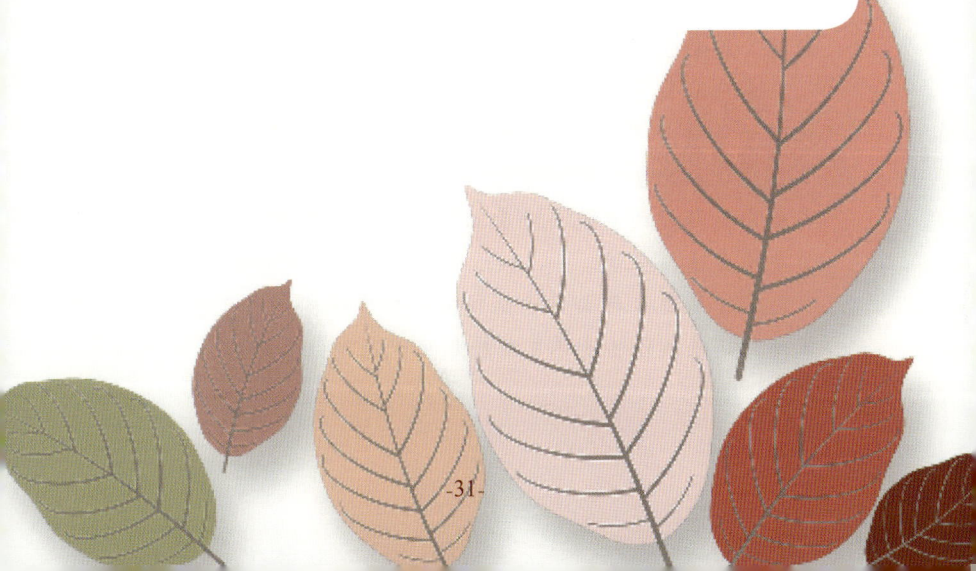

破坏睡眠的烦人的腿疼

▶▶▶ 案例

蒋女士，60岁，退休在家，睡个好觉是她的夙愿。自30年前怀上第1个孩子开始，临睡之前她总感觉腿部传来既不是疼痛也不是酸麻的奇怪感觉。生了孩子之后，此种症状越发严重，以至于到了晚上难以入眠。

夜间睡觉的时候，蒋女士总感觉腿部时冷时热，用手揉捏则症状可以暂时缓解。当1个星期有3～4天晚上因腿麻症状发生而醒来的现象出现之后，蒋女士脸上的皱纹更是加重了许多。因腿疼睡不好觉也导致她白天精神不振。

◆◆◆ 分析

经检查，蒋女士的病情属于典型的不宁腿综合征，这种疾病多见于女性。不宁腿综合征是一种"大部分患者在夜间感觉病情加重，白天少做活动并长时间保持固定姿势不变时，也会加剧病情"的疾病。蒋女士便是患上了不宁腿综合征导致的睡眠障碍。

不宁腿综合征的主要症状：临睡前因腿部不适，不停地活动下肢而导致无法进入深睡眠，有触电般的麻木感激发想揉捏的欲望，有忽冷忽热的感觉和蚁行感，有因腿部不适而在双腿间夹枕头睡觉的行为，以及偶尔会不自觉地用脚踢身边的人等。

不宁腿综合征的病因比较复杂，有时候会毫无原因地发病，缺铁或维生素不足及糖尿病等也可引发此病。

> **小贴士**

如果你的身体出现如下症状，应接受不宁腿综合征检查：

1. 腿部麻木。
2. 腿部有难以描述的异常感觉。
3. 夜间总产生想让别人帮忙揉腿的欲望。
4. 腿部有时冷时热的感觉。
5. 腿部蚁行感。
6. 因腿部不适，双腿间夹枕头睡觉。
7. 睡觉时，总是无意识地用脚踢身边的人。

若想预防不宁腿综合征，应在平日里多食用有助于血液生成和铁元素吸收的蛋白质、维生素类食物。除此之外，一定要避免养成不规则的饮食习惯，并严禁盲目减肥等行为。另外，孕期女性服用补铁制剂时最好在医生的指导下进行。

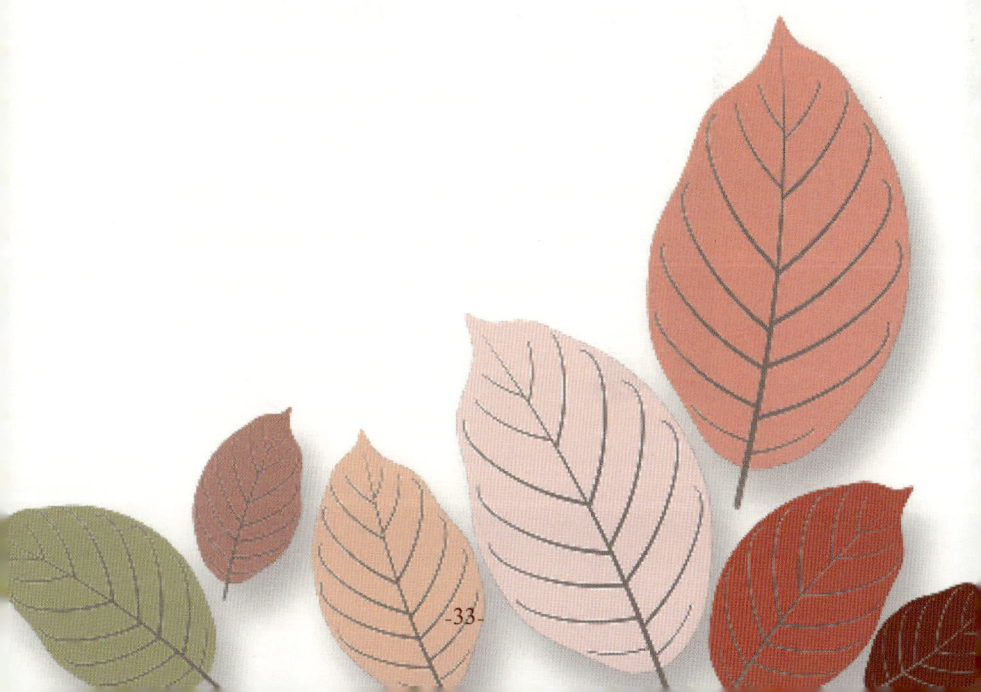

第 2 周　知己知彼，百战不殆

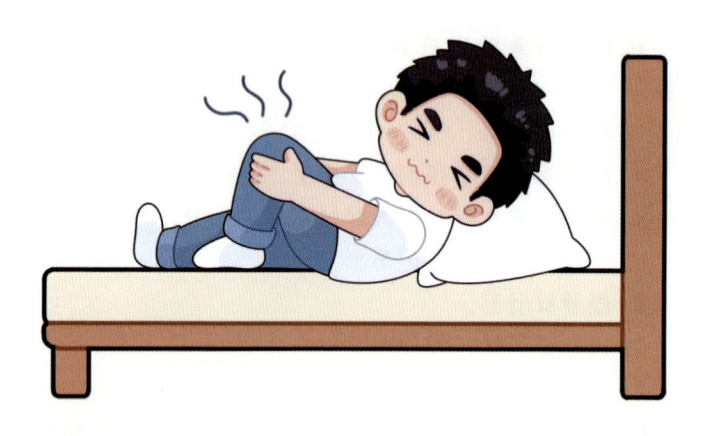

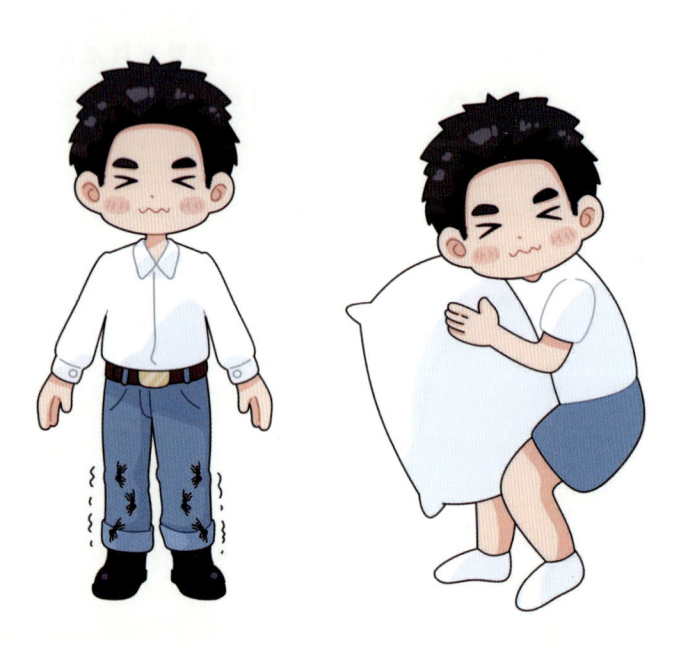

第 3 周 养成小习惯，睡眠一大步

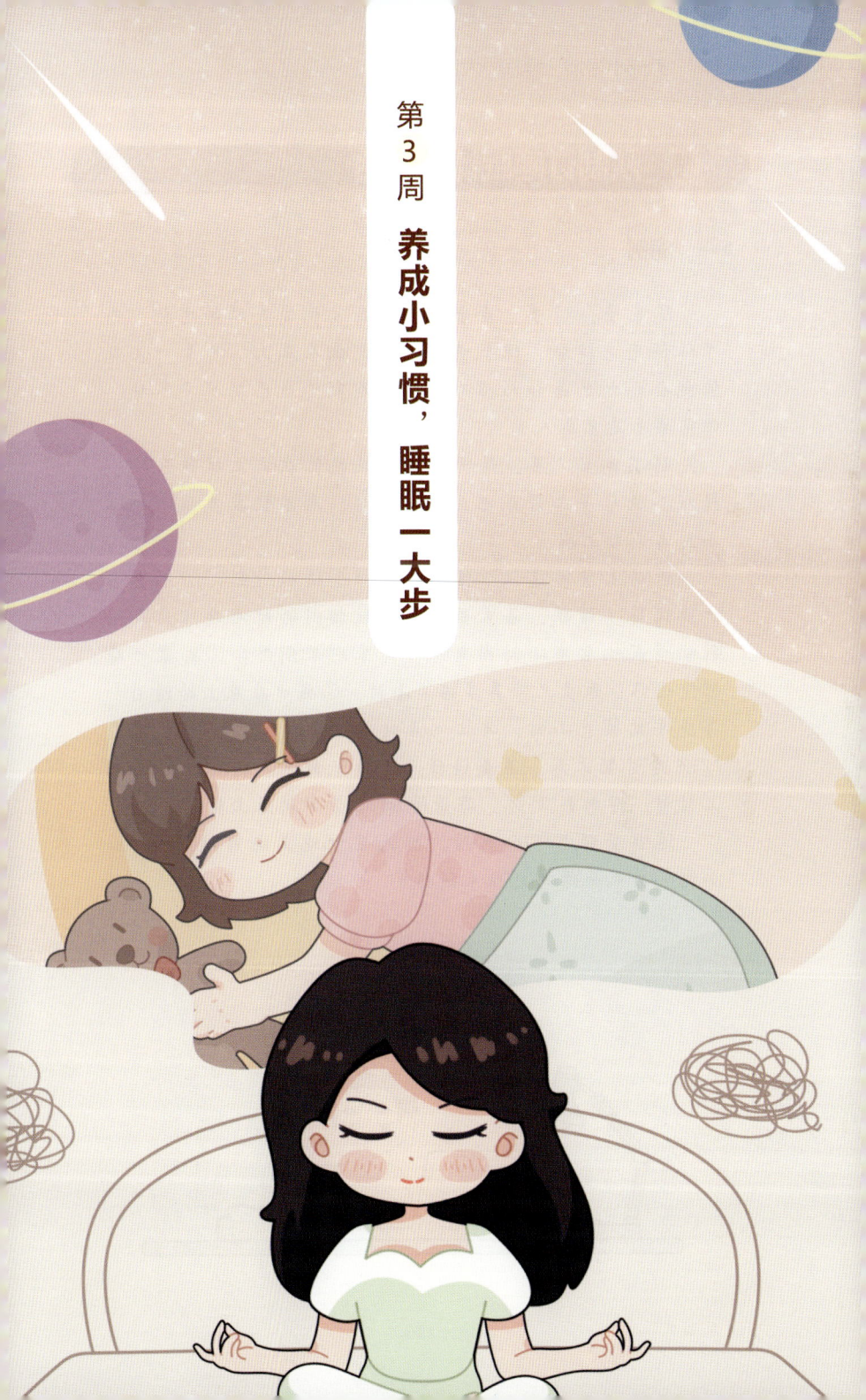

从制订睡眠计划开始

▶▶▶ 病例

陈先生，33岁，会计师。陈先生饱受失眠的困扰，为了保证充足睡眠，他提前1小时就躺在床上，可是一上床他就会感到焦虑和难以入眠，总是期望自己能早早入睡，但结果总是不如人意。

到了夜里2点，依旧难以入睡的他在床上辗转反侧，勉强入睡后早上醒来也是疲惫不堪，忍不住要多睡1个多小时再匆匆上班。

听从医生的建议，他制订了一个睡眠计划：①无论前一晚睡得多糟糕，每天都要在大致相同的时间起床，在闹钟响前或响后半小时内起床，周末也不例外；②如果一晚都没睡好，最多只能再多睡1小时；③减少在床上的时间，每晚平均睡6小时，早上6点起床，不管多累，都在半夜12点后才能上床。直到连续2周睡眠效率（睡眠时间／床上时间）增加到85%，每周增加15分钟的床上时间。

这样坚持了2个月后，陈先生一晚上也可以睡6～7小时，白天的精神也越来越好了。

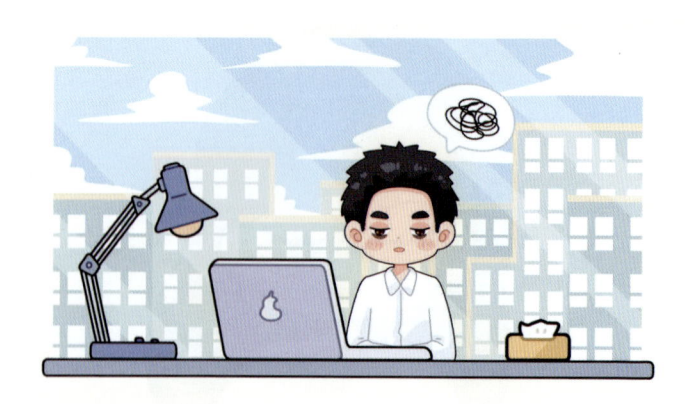

第 3 周　养成小习惯，睡眠一大步

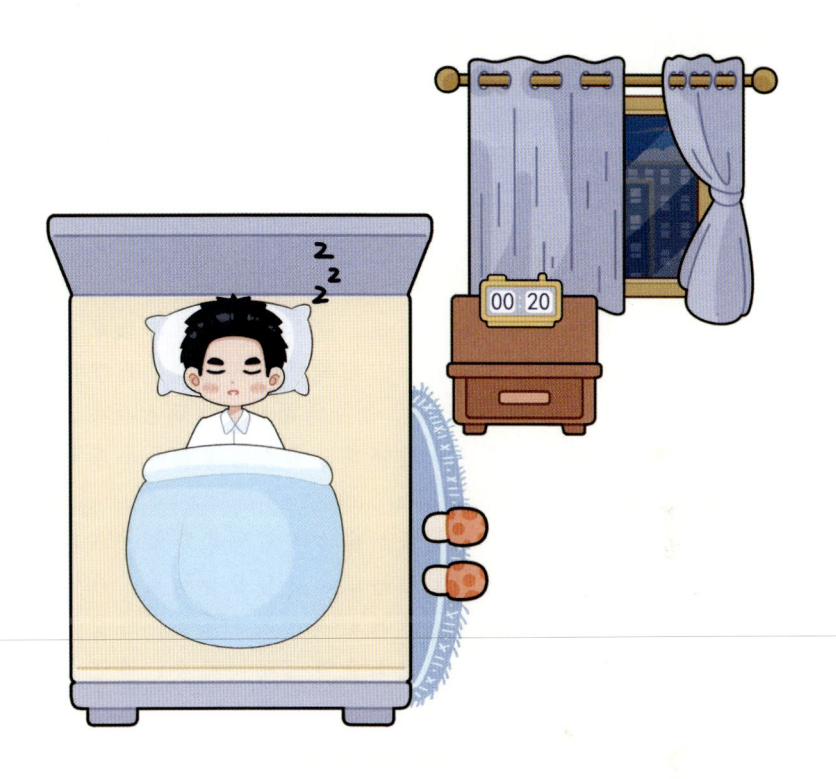

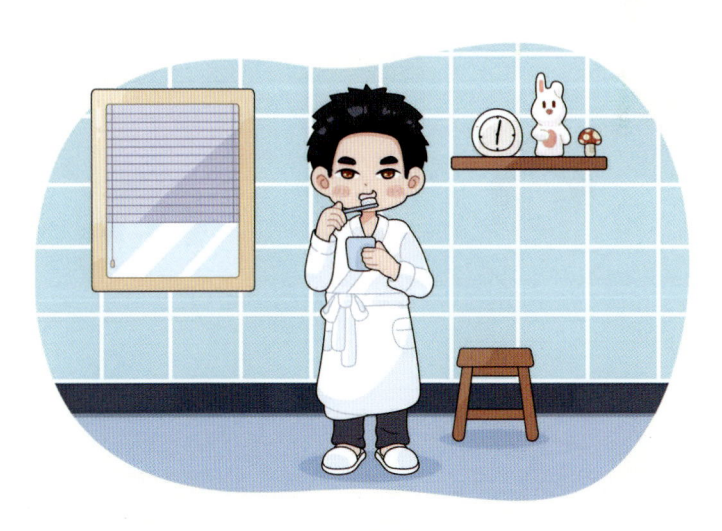

第3周　养成小习惯，睡眠一大步

◆◆◆ 分析

陈先生长期失眠，已将床与挫败感、清醒紧密联系在一起，难以入睡。人是习惯的生物，而睡眠则是习惯的产物。跟大多数失眠患者一样，陈先生并没有意识到自己为了应付失眠而养成的习惯，如早点上床补觉、在床上休息，以及"努力一点就能睡着"的态度，实际上都会加剧失眠，这些习惯会削弱大脑的睡眠系统，使床与清醒紧密地联系在一起，发出强大的失眠暗示。而睡眠计划法就是为了强化大脑睡眠系统的习惯和行为，让床与睡眠紧密联系起来。

在运用睡眠计划法改善睡眠前，首先需掌握两个基本概念，即睡前清醒和睡眠效率。

睡前清醒，是指早上起床到晚上关灯睡觉前的一段时间。睡前清醒时间越长，大脑睡眠的欲望就会越大，我们就睡得越好，这是睡眠系统遵循的一项基本原则。睡前清醒越久，我们接受日照的时间与身体活动就越多，体温起伏越大，如此一来，睡眠系统会进一步强化，我们也就睡得更好，入睡得更快，半夜醒来的次数和时间都会减少。

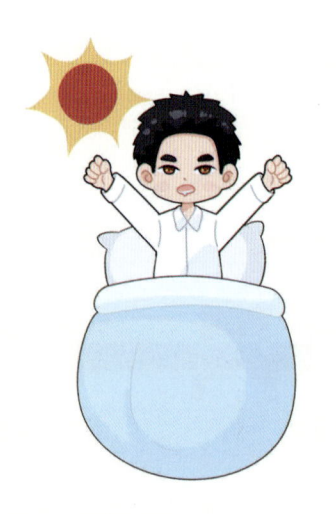

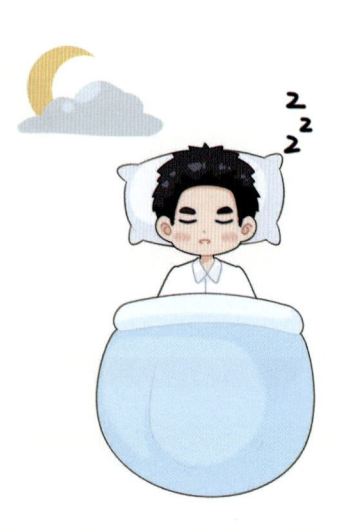

第3周 养成小习惯，睡眠一大步

小贴士

为帮助减少床上时间，建议如下：

1. 如果你决定晚点儿上床、早点儿起床或双管齐下，那就充分利用起床后空余的时间做其他事或愉悦一下身心。

2. 如果觉得非常疲惫，很难推迟上床时间，那就在睡前几小时活动一下筋骨，比如散步或做家务，以此抵御疲劳的侵袭。

3. 睡眠系统不像开关一样可以随意开启，你必须在睡前1小时逐渐平静下来。你可以做一些令人放松的事，比如读点儿闲书、听听音乐等。

4. 如果你决定每天提早起床，以减少床上时间，那最好相应地安排些早起后的活动，比如锻炼、遛狗，以及边读书边喝茶等。

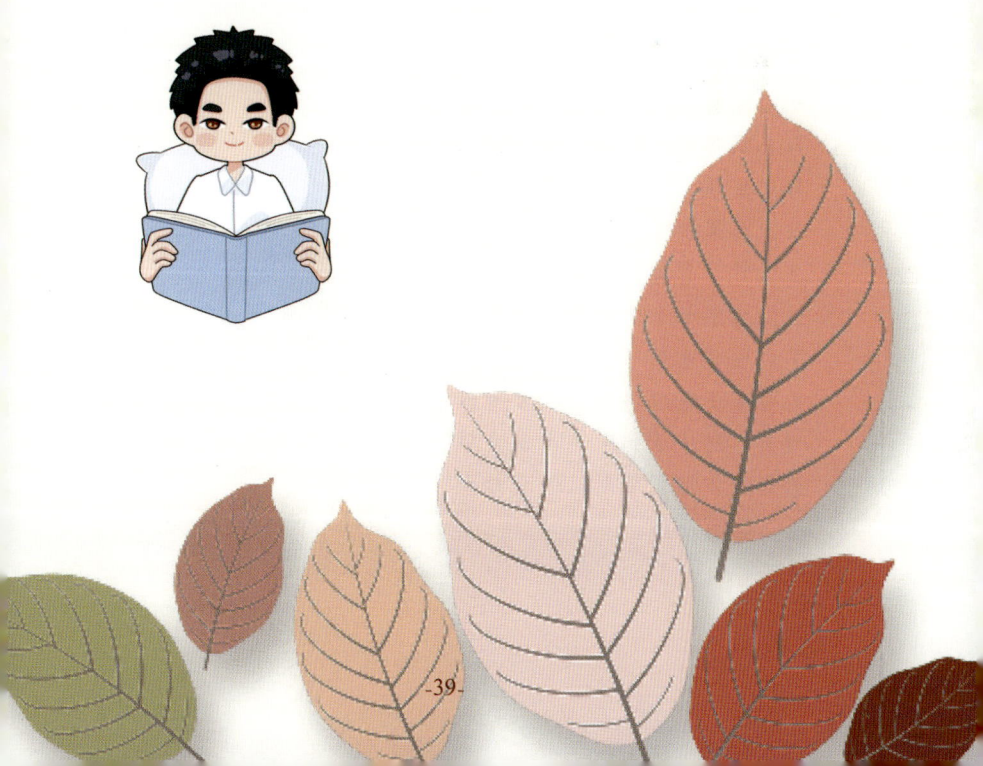

改造你的卧室

▶▶▶ **案例**

张女士，33岁，超市收银员。炎炎夏日，张女士一家搬进新家，因为没有装空调，一家人夜里总被热醒，于是她赶紧装了空调。凉快下来后，其他人都睡着了，但睡眠很轻的张女士总被空调嗡嗡的声音搅得心烦意乱，常常等到夜里2点多，天凉下来，关掉空调后才能睡着。家里本来就离工作的地方很远，需要早起上班，这样折腾一周后疲惫不堪，在邻居的好心提醒下，她买了一对耳塞，晚上隔绝了噪声后安然入睡。

▶▶▶ **分析**

张女士本就睡眠轻、易醒，较为敏感，空调的噪声使其出现短暂的睡眠障碍。噪声导致的失眠很容易在睡眠较浅的人群中出现，所以最简单的方法就是屏蔽掉噪声。屏蔽卧室噪声有许多方法，用耳塞较为有效。有些人会觉得市面上可以买到的声音调节器也很有效，这些装置可以掩盖让人分心的噪声，制造出如水声或雨声样的舒缓声音，帮助人们放松心情，进入睡眠。

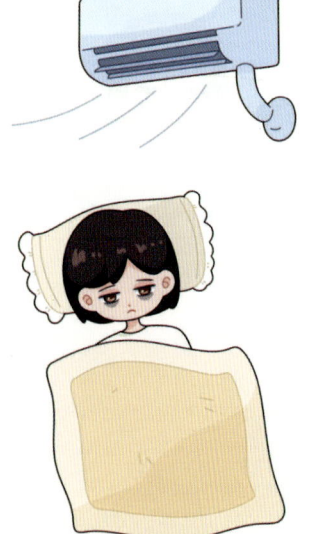

> **小贴士**

卧室的声音、光线、温度及床的布置等都与睡眠息息相关。让卧室保持黑暗与安静，如果你要在睡前听听音乐，务必要定好时间，让音乐在 45 分钟后自动关闭，否则你可能会在半夜醒来，因为跟其他声音一样，听音乐时间太长也会干扰深度睡眠。

卧室不够暗也会影响睡眠。必要时，你可以拉上窗帘或百叶窗，或者戴上眼罩。

房间太温暖也会让你睡不着。在较冷的房间里，体温下降得更快，可以帮助入睡，因此应将室内温度适当调低，开窗通风或打开电扇、空调，以保持室内凉爽。

床也很重要。如果与他人同床，尤其是与睡觉特别不安稳的人同床时，最好换一张更大的双人床，这样你的睡眠才会少受点干扰。床上用品应该舒服好用。一躺上去就下陷的床会造成颈部和背部不适，影响睡眠，而太硬的床垫则会使有关节炎的人感到不适。要想让床垫稳固一点，可以在床垫下方垫上约 1cm 厚的夹板，或者每 6 个月翻转一次床垫。

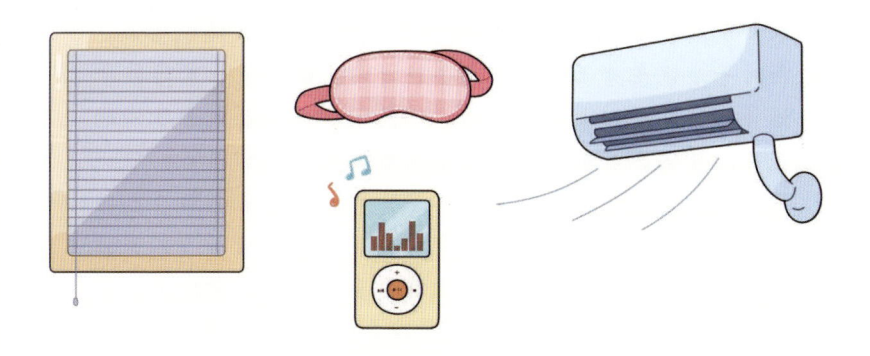

让床成为睡觉的信号

▶▶▶ 案例

王先生，33岁，广告公司经理，公司业务较多，常常需要加班到深夜。王先生的太太是学校老师，习惯早睡早起。因为白天没有时间陪伴太太，因此王先生总是把工作带回家继续完成，每当太太上床后，王先生便在床上继续工作。久而久之，王先生渐渐发现自己躺在床上还在想公司的事情，入睡很困难，而且半夜总是醒来，在床上翻来覆去，越想让自己睡着就越睡不着，睁着眼睛，累得不行，才勉强继续睡会儿。后来王先生听从妻子的建议，在书房加班，困了之后再回卧室睡觉，慢慢地睡眠情况就好多了。

◆◆◆ 分析

我们有许多日常行为都会受到周围环境的暗示与刺激，联系在一起，如电影院常与爆米花联系在一起，我们的睡眠亦是如此。王先生总是在床上继续处理工作，他的这个方式加强了床与工作时的清醒状态的联系。对于睡得好的人来说，多年的好睡眠已经使床给人一种强烈的睡眠暗示。而对于失眠患者而言，好几个晚上的失眠已经让床与卧室环境产生了强烈的失眠暗示，以致一爬上床就触发了清醒反应。其实，失眠患者经常在客厅的电视机前睡着，但一爬上床，就完全清醒过来了。王先生半夜醒来强制自己继续入睡，也会加强床与清醒间的联系。我们认为"只要努力一点就能睡着"，可是不能强迫自己入睡。实际上，强制入睡会适得其反，使身体与精神更加兴奋，愈发清醒。

第3周 养成小习惯，睡眠一大步

小贴士

学会刺激控制三步法，让床成为睡觉的信号。

第一步：卧室仅用于睡觉等相关活动。不要在卧室里看电视、工作、学习或打电话。如果在床上读书或看电视可以帮助你入睡，那务必将时间限定在20~30分钟，将清醒驱逐出卧室，建立卧室与困倦、睡眠间的联系。

第二步：既然你的目标是将床与睡眠拴在一块儿，就要保证你上床睡觉时正好感觉昏昏欲睡。起得较早或睡得较晚减少了床上时间，睡前自然会觉得睡意浓浓。学会识别睡意袭来时身体内部发出的暗示，如眼睑下垂、点头打瞌睡、打哈欠或一行字读了好几遍都不明白。

第三步：如果你在20~30分钟内还没睡着，或半夜醒来后没办法在20~30分钟内睡着，不要躺在床上瞎折腾，最好去另一间房睡或在床上做一些安静、放松的事，如看电视、读书、看杂志，直到觉得困了再去睡。如果你是在床上看书或看电视，最好1小时内就重新躺下睡觉。如果你是去另一间房睡，千万不要在沙发上睡着，否则你就是在告诉自己，沙发是你唯一能睡着的地方。睡不着时，你要明白，在床上辗转反侧得越久，越勉强自己入睡，就会清醒得越久。最后，你要确保在你睡不着时，可以做一些令你放松的事情。

只要反复练习，刺激控制三步法将会让你更轻松地睡着，帮助你摆脱入睡前的挣扎，你的床终将发出更为强烈的睡眠暗示而非清醒暗示。

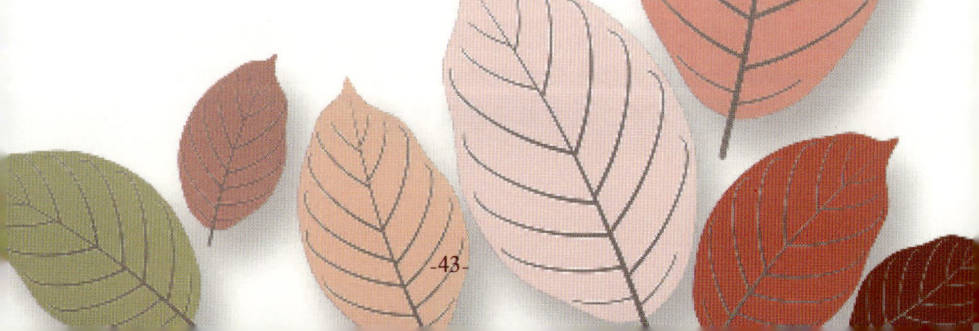

运动让你更自信

▶▶▶ 案例

张女士，45岁，全职家庭主妇。她喜欢窝在沙发上看看电视剧，吃点儿零食，听听音乐，生活没有太大压力，但她的睡眠却不如意。每晚躺在床上1个多小时才能睡着，睡着了也不安稳。她夜里睡不好觉，白天便喜欢躺在沙发上看电视时打盹儿。45岁的她面容偏黄，身材也有点儿发福。后来她在好友的鼓励下加入了一个户外运动俱乐部，还爱上了登山，每天傍晚她都坚持竞走30分钟。几周下来，她晚上差不多半小时就能入睡，不但脸色变好了，身材更加匀称，人也更加自信了。

◆◆ 分析

张女士原来的生活方式很不健康，几乎没有运动锻炼，不仅睡眠不好，连脸色都是偏黄的，身材也发福。

关于锻炼的研究，有2项与失眠患者紧密相关：第一，失眠患者比睡眠良好者更习惯久坐的生活方式。缺乏运动会影响日常体温的升降节奏，引起失眠。因此，张女士久坐的习惯使她更容易陷入失眠。第二，锻炼可以改善睡眠。锻炼时，体温会明显升高；锻炼后几个小时内，体温会持续回落，这种体温变化的节奏会让你更容易睡着，睡得更安稳。睡前3～6小时活动筋骨有助于睡眠。锻炼也会对身体形成一种压力，为了抵消这种压力，大脑会增加深度睡眠时间，间接改善你的睡眠。同时，白天进行户外运动，日晒的机会更多，也有助于促进睡眠。

小贴士

科学研究表明,不只是高强度运动,中等强度运动(每次至少30分钟)也对身体大有裨益。运动形式可以是一些日常活动,如洗车、爬楼梯等,活动可以分小段进行。

中等强度的运动包括:①做家务、大扫除;②爬楼梯;③同孩子玩耍;④洗车、擦窗户、拖地;⑤每小时快步走5～6千米;⑥骑自行车出行或游玩等。

高强度的运动包括:①快速步行上坡或负重快步走;②移动家具;③背着包徒步远行一天;④跳舞或高速骑行自行车;⑤高强度游泳;⑥打篮球、跑步;⑦网球、滑雪、跑步机跑步、登山等。

大多数成年人在开始中度运动计划前不需要询问医生,但建议从短时间的低强度运动(每周数次)开始,然后逐渐增加运动的时间和频率,以此循序渐进地提高运动强度。进行高强度运动后,建议做几分钟的伸展运动,以放松肌肉,减少肌肉损伤。

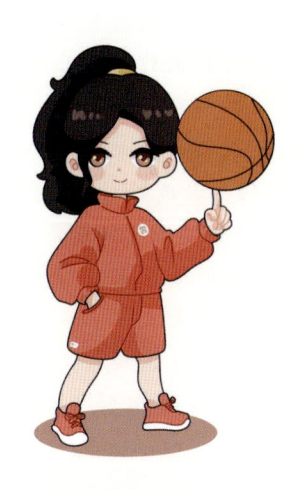

食物也能改变睡眠

▶▶▶ 案例

刘先生，35岁，建筑工人。由于工作体力劳动强度大，因此刘先生每天晚餐都会喝少量白酒，解除一天的疲乏。虽然偶尔高兴的时候他会多喝点，但之前不论喝多少都不会有睡不着的现象。然而最近一年，他晚上稍微多喝一点儿酒就几乎整夜失眠，喝得很少的话还不要紧，喝得稍微有点儿多的时候就不行了，不仅睡不着，即使睡着，后半夜也会因噩梦频频而惊醒。刘先生白天身体疲惫不堪，完全承受不了高强度的工作。他只能把慢慢把酒戒了，睡眠才逐渐恢复了正常。

◆◆◆ 分析

对于刘先生来说，酒精确实可以令其放松，使他更容易入睡，但酒精产生的刺激作用也在其身上显现了出来，使其彻夜难眠，同时也抑制REM睡眠，引起"反弹"，使其后半夜因噩梦频频惊醒。除此之外，睡觉时酒精会在身体里进行代谢，引起轻微的戒断症状，导致睡眠中断、缩短、不连续，使人睡得更浅、醒得更频繁，尤其是在清晨时分。酗酒的人往往有严重的睡眠问题，即使戒酒后，这些睡眠问题还会持续几个月，甚至几年，这表明长期酗酒可能会对大脑的睡眠系统造成不可逆的永久损害。所以刘先生应该控制饮酒量，少量饮酒，必要时可以逐渐戒除酒瘾。

> **小贴士**

饮食与睡眠关系密切，睡前饮酒会引起失眠，还会加剧打鼾和睡眠呼吸暂停综合征。如果你晚上要饮酒，最多在睡前2小时喝1小杯，将饮酒对睡眠的干扰降到最低。

早上喝一两杯咖啡不大可能会影响晚上的睡眠，但是下午或傍晚就不要再喝了。尼古丁引起的戒断反应也会影响吸烟者的睡眠，使人睡得更浅，醒来的次数更多。

吸烟会刺激上呼吸道，加剧打鼾的症状，降低睡眠质量。许多研究表明，吸烟者一旦戒烟，就会睡得更好。尽管会出现一些10天左右的戒断症状，如不安、烦躁、焦虑、注意力不集中、头痛等，但一旦症状消失，失眠就会显著改善。

另外，晚餐宜清淡、易消化，适当进食莲子、百合、桂圆、大枣、核桃、牛奶等，可有助于睡眠。尽量避免吃夜宵，晚上8点后少喝水，以减少起夜的可能性。

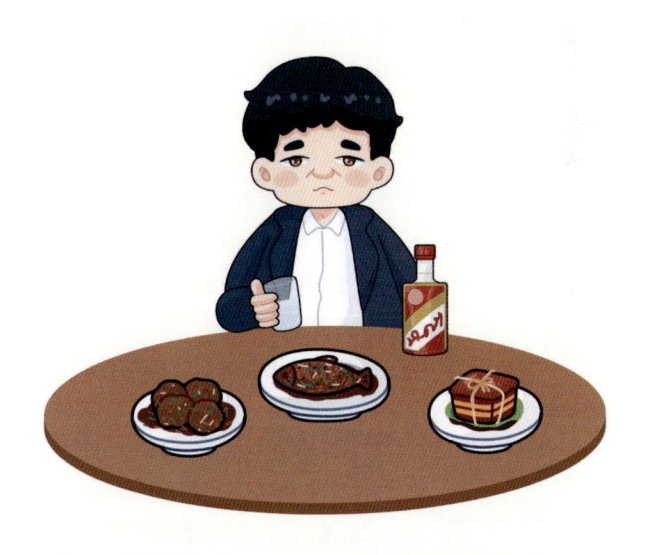

先睡心，后睡眼

▶▶▶ **案例**

高同学，18岁，高中生，一向成绩不错，可是进入高三后，阶段成绩明显下滑。后来得知，原来是因为进入高三后她的压力很大，白天学习很紧张，晚上没睡好，有一次直接影响了第二天的英语考试，发挥失常的她之后就特别注重睡眠的质量。但是一到晚上睡觉时，白天发生的事就像放电影一样一幕幕在脑海出现，每当这时，她都很紧张，担心自己睡不好，又会影响明天的学习。可是她越着急，就越睡不着，常常是脑子困得实在不行才勉强睡会儿，因此白天学习总是很吃力，连着被班主任叫去谈话很多次。可是，越是这样，她就越担心，进入了失眠的恶性循环。

在接受失眠治疗的疗程中，高同学在午休时间与半夜醒来时练习松弛疗法。

第一次在午休时间运用松弛疗法时，她就发现自己进入了一种愉悦和困倦的状态。若半夜醒来，她也会练习松弛疗法。才几个晚上，她就能够平静自己的内心，更加轻松地重新入睡。

最后，在大多数夜晚，高同学都能够通过松弛疗法在20分钟内重新睡着。她的睡眠时间逐渐增加到每晚5小时，早上醒来后更觉精力充沛，能掌控自己的思想和睡眠。

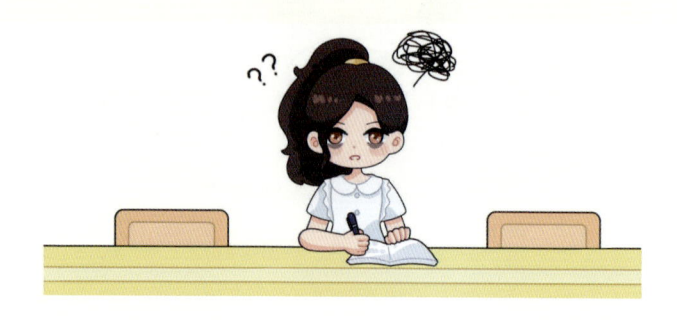

第 3 周　养成小习惯，睡眠一大步

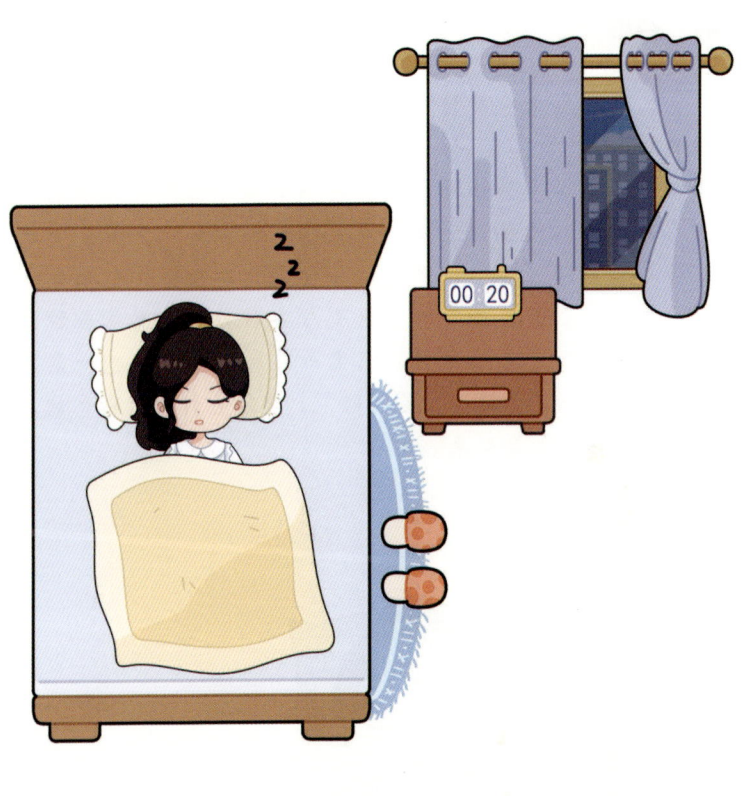

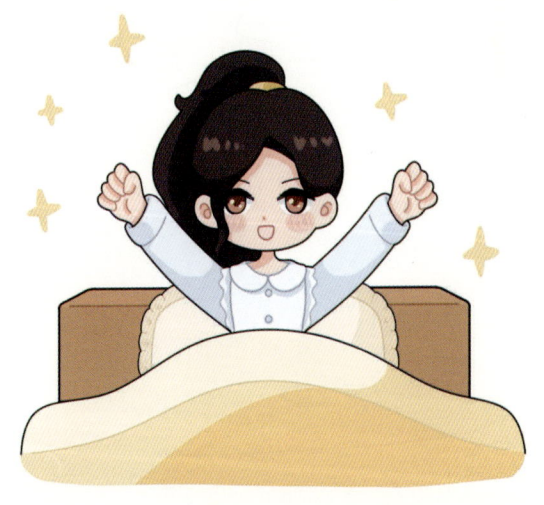

◆◆ 分析

失眠虽然与人的情绪密切相关，但是并非所有情绪都影响睡眠。也就是说，大多数人的情绪如思虑、兴奋或焦虑、烦恼等，未必会影响睡眠。虽然以前的事情产生的思虑、兴奋或焦虑、烦恼，曾给你带来了失眠的症状，但是那些事情毕竟已经过去了，不要让这些事儿和情绪再影响到你现在的睡眠。即使你在白天遇到了各种烦恼，有着各种不良的情绪，那也是正常的，只要你在睡前努力通过一系列松弛疗法做到"先睡心，后睡眠"，排除各种情绪的干扰，良好的睡眠依然会到来。

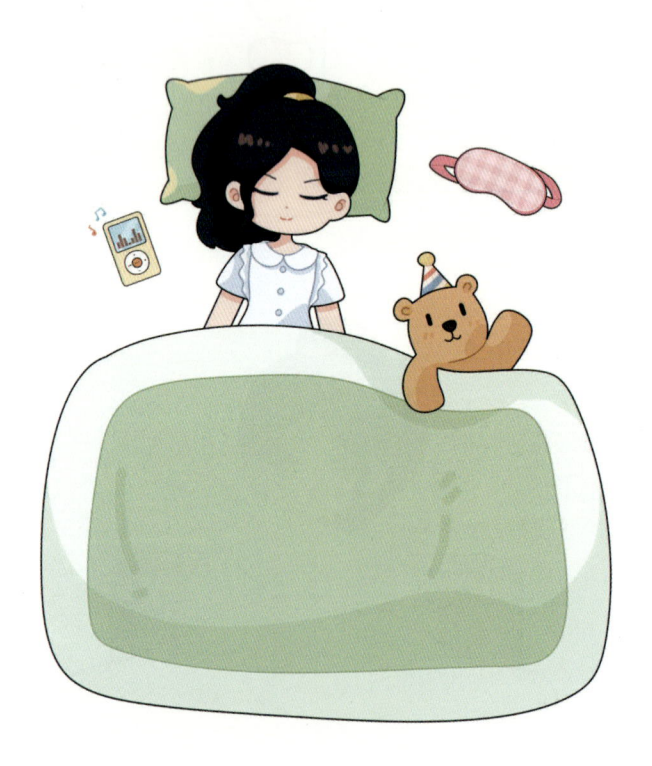

第 3 周　养成小习惯，睡眠一大步

> **小贴士**

情绪带到床上不要紧，继续睡觉没问题，松弛三步疗法来帮你。

第一步：放松全身肌肉。你可以躺下或舒服地坐着，闭上眼睛，从头到脚趾，全身放松。

第二步：练习腹部呼吸。

第三步：聚集意念，不断重复同一个字，如"一""松""静"或"重"等，或者全身心地关注呼吸时腹部的起伏。

刚开始时，思绪游移是正常现象，不要急于在睡前或半夜醒来后练习，太急于放松只会让你受挫。等你白天的练习足够频繁，每次都能放松下来，你就可以在关灯睡觉时或半夜醒来不能快速入睡的情况下，靠松弛疗法引起睡意。

不能期望松弛疗法每晚都能发挥助眠功效。

如果你采用松弛疗法后，仍然无法在 20～30 分钟睡着，就从床上坐起来或下床，做一些放松活动，等到睡意袭来，再回到床上试试松弛疗法。

在你睡着前，重复这个过程。

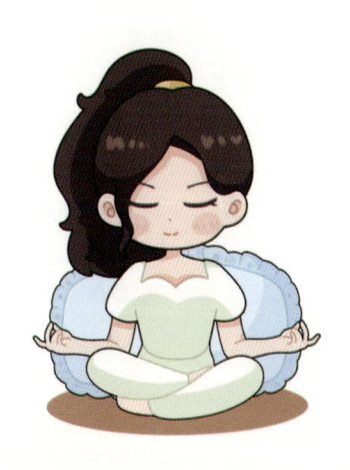

夜班也有小技巧

▶▶▶ **案例**

吴同学，24岁，研究生。本来睡眠就不太好的他，这1个月有点儿惨。

他在急诊科实习，除了平时的白班轮转，隔三岔五还要值夜班。急诊科夜班很忙，晚上基本上没有休息时间，都在处理患者，因此一晚上常常只能睡1～2小时。虽然吴同学下夜班后可以回宿舍睡觉，但即使睡整个上午，他也依旧觉得头脑昏沉。这样持续1个月后，他晚上入睡越来越困难，现在经常需要1个半小时才能睡着；他的睡眠也很轻，晚上常常醒来，白天精神疲乏。急诊科的工作本来就累，他愈发觉得身体透支，干不下去了。

带教的郑大夫告诉吴同学她多年的经验：①休假时要尽量维持固定的睡眠与清醒时间；②早上下班时，戴上墨镜遮阳；③下班后用足够的时间让自己放松下来；④确保你的睡眠不会因光线、门铃、电话、街上的噪声或他人而中断；⑤保证工作环境足够明亮；⑥事先做好轮班准备，在换班前几天就开始调整上床与起床的时间，可以减轻轮班工作的不良影响。例如，如果是从晚班（下午3点～晚上11点）换到夜班（晚上11点～早上7点），就可以提前几天将上床与起床的时间延后几小时；如果是从夜班换到白班，就将上床与起床的时间提前几个小时。试用了这个方法几周后，他感觉逐渐适应了急诊的工作节奏。

◆◆◆ 分析

　　光线的明暗会影响体温起伏。上夜班的人在夜晚身体该休息的时候工作，体温上升以保持清醒，而白天虽然在睡觉，但实际上白天温度是比夜晚高的，体温不易下降，人体不易进入良好的睡眠状态。

　　夜班打乱了吴同学的体温节奏，本来其调节能力便差，即使其前天晚上没有值夜班，晚上也不易入睡。上夜班已经够难应付了，而日班、晚班、夜班间的轮换更是难熬。三班倒的感觉就跟旅行时差反应一样，当身体必须快速适应新的清醒与睡眠时间时，它根本没有机会适应任何一段轮班时间，也无从建立与之相待的体温节奏。

　　日复一日的轮班工作后，长期混乱的体温节奏几乎可以让你睡眠紊乱、清醒度降低。因此，三班倒的人与定时上夜班的人相比，前者的睡眠、清醒度与情绪问题比后者更甚。

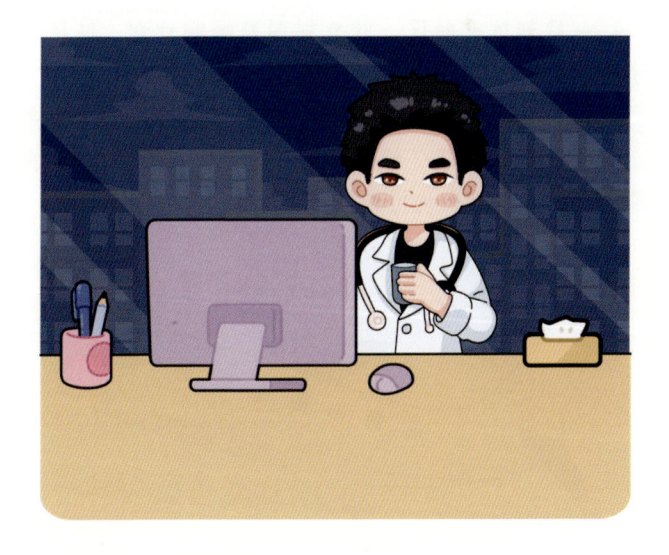

> **小贴士**

不只是夜班、轮班，时差综合征也是现代社会常见的症状，这通常是旅客跨时区飞行后产生的一系列症状，包括：白天嗜睡，夜晚难以入睡或时睡时醒，胃肠道紊乱，疲劳，不安，疼痛，注意力不集中，易怒，时间感错乱，大脑反应迟钝。

我们可以试试采用以下方法调整之。

1. 出发前，按照目的地时间，逐渐调整自己上床、起床、吃饭的时间。如果向东飞行，起床、吃饭、上床的时间需要提前；如果向西飞行，则需要延后。

2. 在飞行途中多喝水，避免湿度低引起的脱水，脱水会让体温更难适应新时区。

3. 1 片安眠药可能会让你更容易在飞机上睡着，更容易调整时差。短效的安眠药为最佳选择，因为它不仅见效快，而且可以快速排出体外。

4. 一旦到达新时区，就立刻调整睡眠计划，以适应当地时间。

5. 不到当地的睡觉时间就尽量不要上床。如果需要的话，可以小睡一会儿，帮助你撑过白天。要确保你的房间足够暗，将夜间醒来的可能性降到最低。

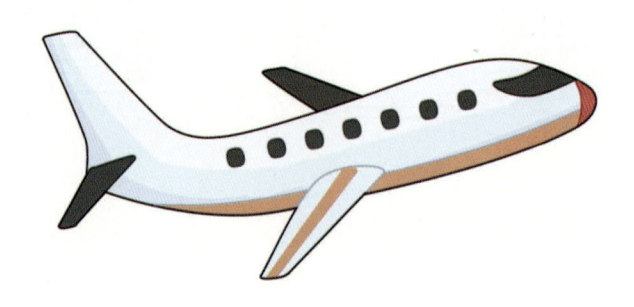

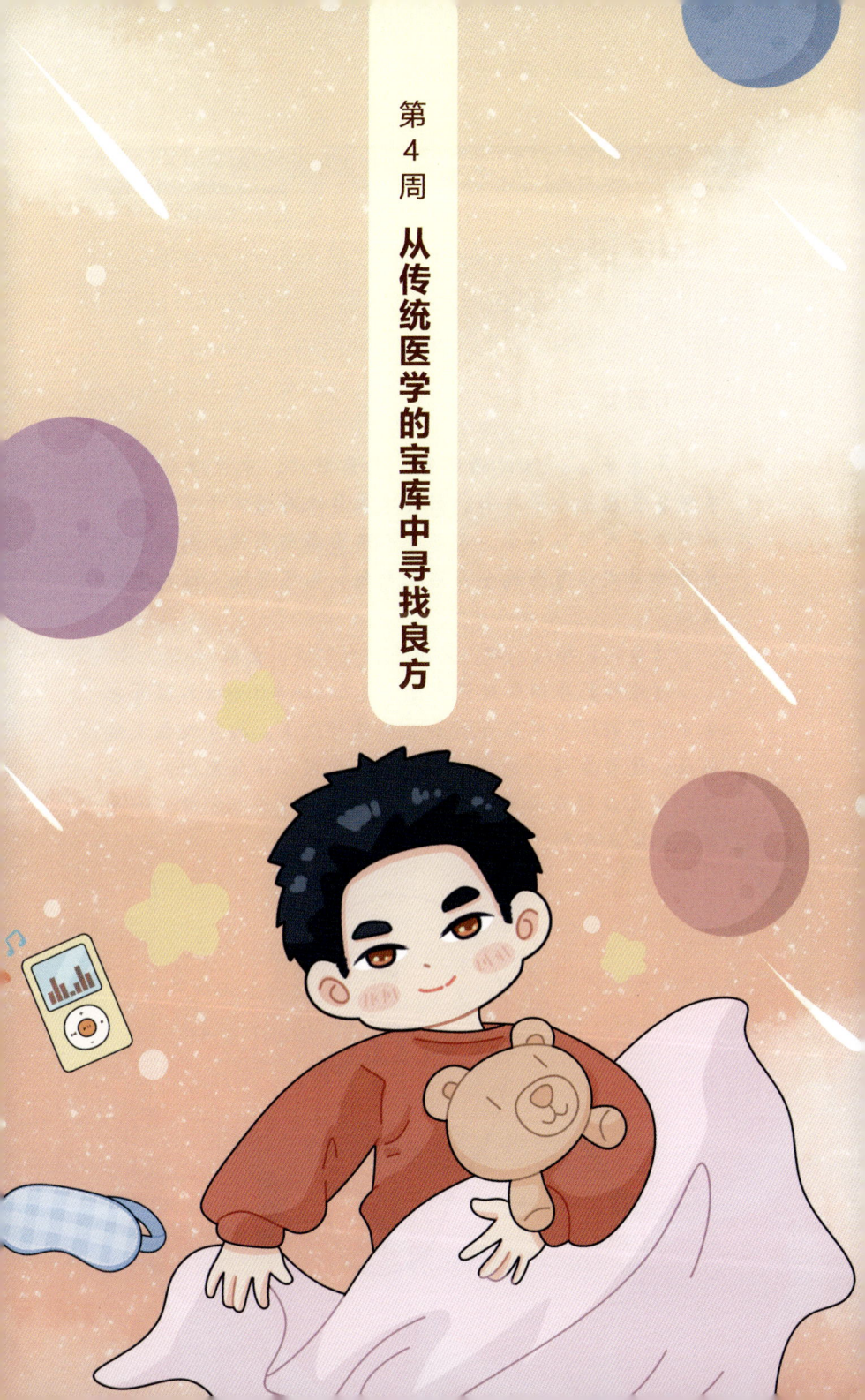

第 4 周 从传统医学的宝库中寻找良方

小小穴位帮大忙

如果说经络是遍布大地的江河，人的气血津液都会从中流过，那么穴位就是修建在这些河流上的水坝，点按穴位就是打开了水闸的开关，全身通畅便一身轻松。那么睡眠的开关在哪里呢？

1. 耳朵

耳朵虽小，但内涵丰富，气象万千。中医学认为许多经脉直接交会于耳部，针灸中的耳穴疗法，依据便是耳朵可看作人体的投影，是整个人体的浓缩影像，刺激耳部及耳部的穴位可影响全身脏腑功能，也可影响大脑的功能活动。

【取穴】神门、心、皮质下、内分泌、交感

【操作】耳部常规消毒后，用0.5cm×0.5cm的胶布把王不留行籽分别贴压于心和其他镇静穴上。两耳穴位交替贴压，隔日更换1次，10次为1个疗程。贴压期间，每日午睡前及晚睡前各按压穴位1次，每次3～5分钟，以局部有酸胀感为度。

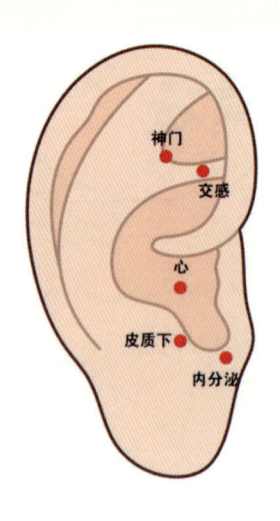

2. 眼睛

眼睛位于头部，有特殊神经与脑组织相连，按摩眼部可使眼睛舒适而松弛，给大脑以温和的刺激，可使人心灵宁静安和，轻轻松松地入睡。

【挤压睛明】 取坐位，用一手拇指与示指的指尖，分别按在两侧睛明穴（位于目内眦的外上方0.1寸处），然后，两指向鼻根方向逐渐用力挤压，等酸胀感扩散至两眼时，再持续按压1分钟。

【轻揉攒竹】 以左右手拇指指腹，分别按左右眉内侧的凹陷处（攒竹穴），轻揉攒竹，用力不宜过重，酸胀为宜。

【点按四白】 以左手及右手的示指指腹，分别点按在眼球下1寸处（四白穴），持续按揉，以有酸胀感为宜。

【分抹眼睑】 取坐位或站立位，微闭双眼，两手五指并拢。然后，用中指和示指的指面，贴附在目内眦处，而后向目外眦处分抹，各30～50次。

【柔描双眉】 轻闭双眼，两手轻握空心拳，拳心相对，拇指弯曲，两拳举至眼前，即用两大拇指背轻擦眼眉，以眉心印堂处向外擦至眉尾瞳子髎（位于面部，目外眦外侧0.5寸处），各20次。擦时犹如描眼描眉，宜匀宜柔。

【旋转眼球】 取坐位，两眼凝视片刻，两眼球同时向左逆时针旋转5次，然后向前看片刻，再向右顺时针旋转5次。

【摩手熨目】 两手掌竖摩至极热，在睁目时用两手掌各按在一个眼睛上，使其热气熙熨两目珠，稍冷则再摩再熨。一天可进行数次，一次熨数遍。

3. 腹部

科学研究表明，胃肠是人体的"第二大脑"，揉揉肚子，给它一个休息的信号，也许大脑就能听到哦。所以耐心等待，认真听听肚子在说什么。

平卧床上，先用右手掌心贴附在肚脐部，左手掌心叠在右手背上做顺时针方向按摩约120次，然后逐渐按摩到全腹，再逐渐缩小按摩范围，回到脐部。如此反复按摩3个来回。

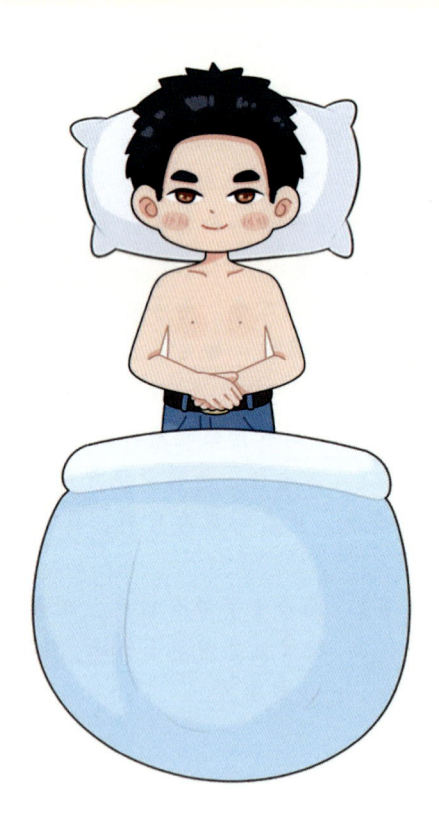

让艾灸助你一臂之力

艾有拔山之力,针所不为,灸之所宜。取艾之辛香为柱,能通十二经,入三阴,理气血,以治百病,效如反掌。而且艾条携带方便,艾灸操作简单,还不赶紧入手试试看。

【准备】艾条、控烟圈、镊子、瓷碗、蜡烛、打火机、灭火设备。

【穴位】百会、神阙、涌泉。

【操作步骤】

睡前1小时灸。安装好控烟圈后,点燃艾条,另一只手根据温度调整艾条与皮肤之间的距离,在6~8cm处,以穴位为中心旋转艾条燃烧端(回旋灸),速度均匀缓慢,或将艾条燃烧端对准穴位一起一落地进行灸治(雀啄灸),两种手法交替使用。每个穴位灸10~15分钟,至皮肤微微泛红即止。

灸的顺序:神阙—百会—涌泉。燃烧后的艾灰可用镊子轻轻拂去,放在瓷碗里,艾条太短时可用镊子夹持。结束后用灭火设备确保熄灭艾条,下次备用。

【注意事项】掌控好时间和距离,勿烫伤皮肤;勿使用水去灭艾条的火。

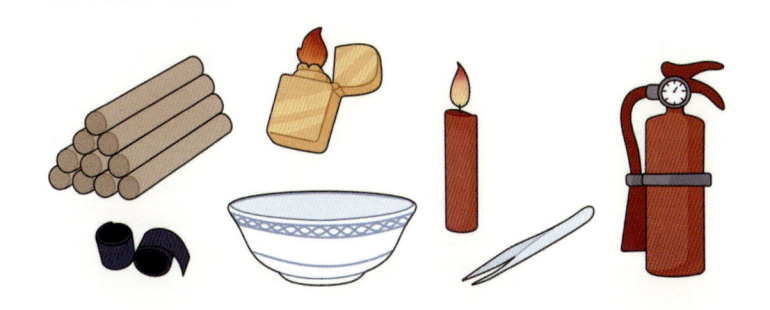

好睡眠是可以吃出来的

一日三餐，病从口入；药食同源，病从口出。潜移默化中，我们早已将对食物的理解融入到生活中的每一个细节。身边那些不起眼的食物，也许可以帮助你走出失眠的困境。

桑椹远志茶

【原料】桑椹50g，远志5g，冰糖适量。
【做法】前两物洗净，水煎取汁，加入冰糖少许，频饮。
【功效】滋补肝肾，养血安神。

参龙炖猪心

【原料】党参15g，龙眼肉12g，猪心1个，食盐3g。
【做法】猪心洗净切块，与党参、龙眼肉同放炖盅内，加水适量，隔水炖熟，加盐调味。
【功效】益气养血安神。

枣仁五味粥

【原料】酸枣仁15g，五味子10g，粳米50g，白糖适量。
【做法】粳米洗净，放入锅中，加水800mL，武火煮沸，加入洗净的酸枣仁和五味子，改用小火再煮30分钟，加入白糖适量。
【功效】宁心安神敛汗。

竹茹百合粥

【原料】竹茹15g，百合30g，粳米100g，红糖适量。

【做法】百合用清水浸泡4小时，竹茹水煎取汁，粳米洗净。百合、竹茹汁、粳米一同入锅，加水适量，文火熬至粥成，加红糖适量食之。

【功效】清热化痰，除烦安神。

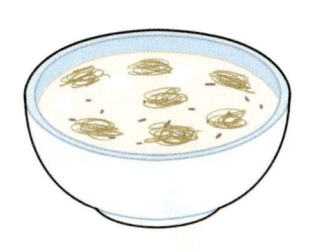

绿豆决明子粥

【原料】绿豆15g，决明子20g，菊花15g，冰糖15g，粳米100g。

【做法】绿豆、决明子、菊花三味水煎，去渣留汁，与粳米煮粥，趁热加入冰糖适量。

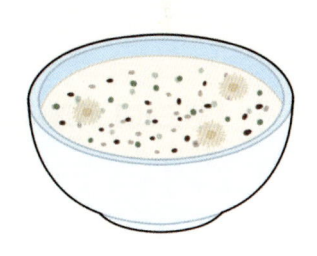

【功效】清肝泻火，安神助眠。

第4周 从传统医学的宝库中寻找良方

在八段锦中修身养性

美国著名心脏病学家怀特说:"运动是世界上最好的安定剂。"导引是我国古代呼吸运动(导)与肢体运动(引)相结合的一种养生术,八段锦是一种内外兼练的医疗保健养生导引功法,经常练习具有防治疾病、延年益寿的效果。睡前6小时是练习八段锦最佳的时间,你准备好了吗?

【第一式】两手托天理三焦

两手交叉上托,拔伸腰背,提拉胸腹,可以促进全身上下的气机疏通,水液布散。

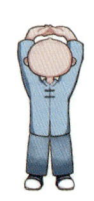

【第二式】左右开弓似射雕

展肩扩胸,左右手如同拉弓射箭式,可以抒发胸气,消除胸闷,疏理肝气,消除肩背部的酸痛不适。

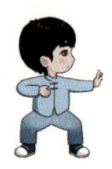

【第三式】调理脾胃须单举

左右上肢松紧配合,做上下对拉拔伸,能够牵拉腹腔,对脾、胃、肝、胆起到很好的按摩作用,并辅助它们调节气机,有助于消化吸收,增强营养。

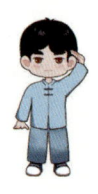

【第四式】五劳七伤往后瞧

五劳，是心、肝、脾、肺、肾五脏的劳损；七伤，是喜、怒、忧、思、悲、恐、惊的七情伤害。

转头扭臂，调整大脑与脏腑联络的交通要道——颈椎；同时，挺胸刺激胸腺，从而可改善大脑对脏腑的调节能力，并增强免疫和体质，促进自身的良性调整，改善亚健康状态。

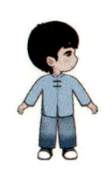

【第五式】摇头摆尾去心火

上身前俯，尾闾摆动，使心火下降，肾水上升，可以缓解心烦、口疮、口臭、失眠多梦、小便热赤、便秘等。

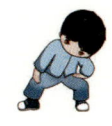

【第六式】两手攀足固肾腰

前屈后伸，双手按摩腰背下肢后方，使人体的督脉和足太阳膀胱经得到拉伸，对生殖系统、泌尿系统及腰背部的肌肉均有调理作用。

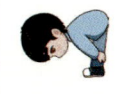

【第七式】攒拳怒目增气力

马步冲拳，怒目瞪眼，均可刺激肝经，使肝血充盈，肝气疏泄，强健筋骨。长期静坐、卧床少动之人，气血多有郁滞，做此项功法尤为适宜。

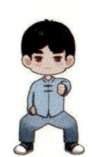

【第八式】背后七颠百病消

颠足而立，拔伸脊柱，下落振身，按摩五脏六腑。俗话说：百步走不如抖一抖。这一式下落振荡引起全身的抖动，十分舒服，不仅有利于改善身体功能，也正好可以作为整套套路的收功动作。

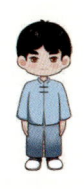

换个药枕试试看

我们每天大约有 1/3 的时间是在床上度过的,枕头是好睡眠不可缺少的用具,药入枕中,芳香开窍,活血通脉,镇静安神,用于改善睡眠想必是如虎添翼。

药枕的制作并不复杂,只要有经加工处理的中药及布料、针线等,经过缝制分别做成枕皮和枕芯即可。枕芯用以装盛药物,枕皮则方便拆洗和更换。

花草麦皮枕

【原料】金银花、白菊花、玫瑰花、夏枯草、龙胆草、合欢皮、陈皮、连翘、木香、甘草各30g,荞麦皮2000g。

【制作】将上述药物烘干,共研为碎末,用双层纱布制成的扁平小袋包装,置于荞麦皮枕芯中,制成药枕。

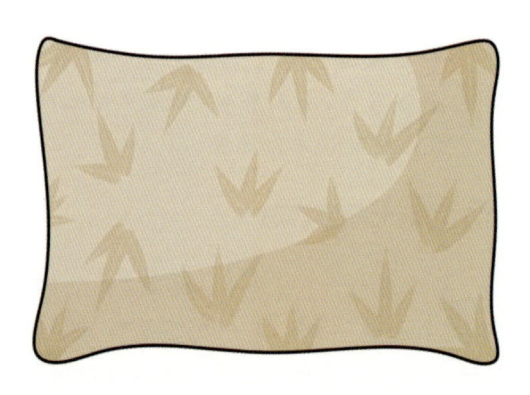

总有一款中成药适合你

中成药经历了从古至今的流传、改革、创新,从经方到时方,从丸剂到口服液,凝聚了中国人千百年来的防病养生智慧,面对琳琅满目的中成药,你知道哪一款适合你吗?大家都失眠,仔细问问,情况却又都不一样,据证而择才是选对中成药的秘诀。

【归脾胶囊】

作用:益气健脾,养血安神。

选药小窍门:用于心脾两虚型失眠。症见气短,心悸,失眠多梦,头昏头晕,肢倦乏力,食欲不振。

【牛黄清心丸】

作用:清心化痰,开窍安心。

选药小窍门:用于心火亢盛型失眠。症见入睡困难,多梦易醒,伴头晕目眩,烦躁易怒,口干、口苦、口臭,小便黄,大便干或臭秽,舌尖红,苔黄腻。

【百乐眠胶囊】

作用:滋阴清热,养心安神。

选药小窍门:用于肝郁阴虚型失眠。症见入睡困难,多梦易醒,伴头晕乏力,烦躁易怒,心悸不安,潮热盗汗,口干口渴,舌干红,少苔。

【乌灵胶囊】

作用：补肾健脑，养心安神。

选药小窍门：用于心肾不交型失眠。症见失眠，健忘，心烦心悸，神疲乏力，腰膝酸软，头晕耳鸣，少气懒言。

【甜梦口服液】

作用：益气补肾，健脾和胃，养心安神。

选药小窍门：用于脾肾两虚型失眠。症见失眠、健忘，伴见食欲不振，头晕耳鸣，腰膝酸软，心慌气短，舌胖大，边有齿痕。

【舒眠胶囊】

作用：疏肝解郁，宁心安神。

选药小窍门：用于肝郁伤神型失眠。症见失眠多梦，精神抑郁或急躁易怒，胸胁苦满或胸膈不畅，口苦目眩。

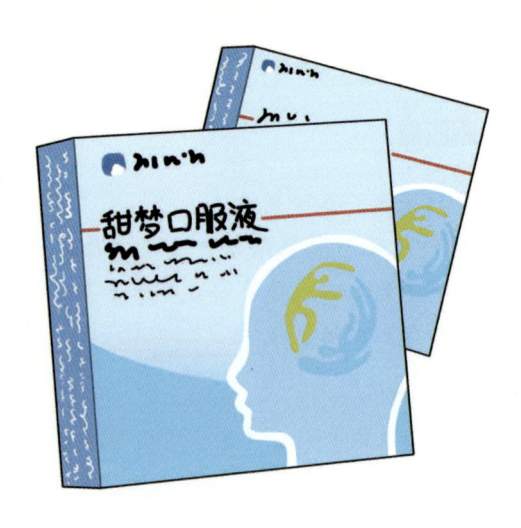

让泡脚成为一种习惯

人们常说"睡前洗脚，强似服药"。中医学有"上病下取，百病治足"之说，我们的双脚穴位遍布，使用中药煎汤泡脚，既有对足底穴位的刺激作用，又有药液的温热作用和药物的药理作用，一举多得。

【原料】黄连10g，肉桂3g，首乌藤（夜交藤）、川芎、合欢皮、丹参各30g。

【用法】将上述药物一同放入砂锅中，水煎去渣，把药汁稀释至3000mL左右，水温控制在40℃左右，临睡前浸洗双足，每日1次，每次20～30分钟，10日为1个疗程。

小贴士

配合足底穴位按摩，效果更佳。

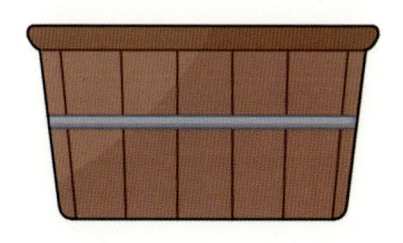